SUA DOR NÃO É SÓ FÍSICA
COMO O TRATAMENTO COM PSICANÁLISE AJUDA NO TRATAMENTO FISIOTERÁPICO

Editora Appris Ltda.
1.ª Edição - Copyright© 2024 do autor
Direitos de Edição Reservados à Editora Appris Ltda.

Nenhuma parte desta obra poderá ser utilizada indevidamente, sem estar de acordo com a Lei nº 9.610/98. Se incorreções forem encontradas, serão de exclusiva responsabilidade de seus organizadores. Foi realizado o Depósito Legal na Fundação Biblioteca Nacional, de acordo com as Leis nos 10.994, de 14/12/2004, e 12.192, de 14/01/2010.

Catalogação na Fonte
Elaborado por: Dayanne Leal Souza
Bibliotecária CRB 9/2162

G924d
2024
	Guedes, Rodolfo Margotti
	      Sua dor não é só física: como o tratamento com psicanálise ajuda no tratamento fisioterápico / Rodolfo Margotti Guedes. – 1. ed. – Curitiba: Appris, 2024.
	      114 p. ; 21 cm.
	
	      ISBN 978-65-250-7202-9
	
	      1. Dor. 2. Cura. 3. Fisioterapia. 4. Psicanálise. I. Guedes, Rodolfo Margotti. II. Título.
	
	                                                                    CDD – 150.195

Appris editora

Editora e Livraria Appris Ltda.
Av. Manoel Ribas, 2265 – Mercês
Curitiba/PR – CEP: 80810-002
Tel. (41) 3156 - 4731
www.editoraappris.com.br

Printed in Brazil
Impresso no Brasil

Rodolfo Margotti Guedes

SUA DOR NÃO É SÓ FÍSICA
COMO O TRATAMENTO COM PSICANÁLISE AJUDA NO TRATAMENTO FISIOTERÁPICO

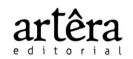

Curitiba, PR
2024

FICHA TÉCNICA

EDITORIAL	Augusto V. de A. Coelho
	Sara C. de Andrade Coelho
COMITÊ EDITORIAL	Marli Caetano
	Andréa Barbosa Gouveia - UFPR
	Edmeire C. Pereira - UFPR
	Iraneide da Silva - UFC
	Jacques de Lima Ferreira - UP
SUPERVISOR DA PRODUÇÃO	Renata Cristina Lopes Miccelli
PRODUÇÃO EDITORIAL	Bruna Holmen
REVISÃO	J. Vanderlei
PROJETO GRÁFICO	Danielle Paulino
REVISÃO DE PROVA	Bruna Holmen

Aos meus pais pelo incentivo e apoio em todos os momentos.

PREFÁCIO

A dor é uma experiência profundamente humana, algo que todos enfrentamos em algum momento de nossas vidas. Ao me deparar com a proposta do livro "Sua dor não é só física", senti uma conexão imediata com o tema. Minhas experiências pessoais me ensinaram que a dor não é apenas uma manifestação física, mas um fenômeno complexo que conecta corpo e mente.

Neste livro, Rodolfo explora as múltiplas dimensões da dor, mostrando como fatores emocionais e psicológicos podem influenciá-la. Ele nos convida a refletir sobre o papel da mente, que pode tanto amplificar quanto aliviar a dor física. Essa visão holística é essencial, sobretudo em uma sociedade que frequentemente separa a saúde mental da saúde física.

O autor, psicanalista e estudante em fisioterapia e pedagogia, questiona a fisioterapia tradicional e muitas vezes limitada ensinada nos cursos convencionais, propondo uma abordagem integrativa que conecta a fisioterapia à psicanálise. Ele demonstra que a dor pode se manifestar de várias maneiras. Através de relatos de pacientes, estudos de caso e reflexões pessoais, com resultados surpreendentes, Rodolfo oferece um guia prático e acessível para quem busca compreender e transformar sua relação com a dor.

Ao explorar o tema deste livro, percebi o impacto profundo que ele tem em nossas vidas cotidianas. Lembro-me de um período em que, após enfrentar um estresse intenso, meu corpo começou a manifestar dores inexplicáveis. Essa experiência me fez perceber o quanto as tensões emocionais podem se traduzir fisicamente. O livro nos convida a refletir sobre o que é a dor e como ela está conectada à mente, abrindo caminho para um processo de cura.

Convido você a embarcar nesta leitura com a mente aberta para novas perspectivas sobre a dor e a cura. Que este livro inspire um caminho de autodescoberta e, acima de tudo, um entendimento mais profundo de como corpo e mente estão interligados.

Acredito que o livro oferece uma reflexão profunda sobre o conceito de dor em suas múltiplas dimensões, integrando corpo e mente em uma jornada transformadora de autodescoberta.

Cassio Longati Nunes

Doutorando em Física, UFSJ

SUMÁRIO

INTRODUÇÃO 11

CAPÍTULO 1
A DOR: UM EMARANHADO DE SENSAÇÕES 13

CAPÍTULO 2
A FISIOTERAPIA TRADICIONAL: LIMITAÇÕES
E POSSIBILIDADES 23

CAPÍTULO 3
INTRODUÇÃO À PSICANÁLISE 33

CAPÍTULO 4
A CONEXÃO CORPO-MENTE: EXPLORANDO
O INCONSCIENTE 41

CAPÍTULO 5
O TRATAMENTO PSICANALÍTICO EM FISIOTERAPIA 49

CAPÍTULO 6
ESTUDOS DE CASO: RESULTADOS REAIS 57

CAPÍTULO 7
IMPLICAÇÕES PSICOSSOCIAIS DA DOR 65

CAPÍTULO 8
UMA PRÁTICA HOLÍSTICA: O QUE FUNCIONA MELHOR 73

CAPÍTULO 9
A IMPORTÂNCIA DA PSICOTERAPIA
NA MANUTENÇÃO DA SAÚDE 81

CAPÍTULO 10
DESAFIOS NA IMPLEMENTAÇÃO 89

CAPÍTULO 11
O FUTURO DA FISIOTERAPIA COM A PSICANÁLISE 97

CAPÍTULO 12
CONCLUSÃO E REFLEXÕES FINAIS 105

EPÍLOGO 113

INTRODUÇÃO

Caro leitor,

É com grande alegria e profundo respeito que lhe dou as boas-
-vindas a esta jornada transformadora que se inicia nas páginas do
livro «Sua dor não é só física». Neste espaço seguro, você encontrará
um convite para explorar as complexidades da dor humana, uma
experiência multifacetada que não se limita apenas ao âmbito físico.
Ao longo de nossa caminhada juntos, vamos abordar as diversas
nuances que envolvem a dor, reconhecendo que ela é uma intrincada porção da condição humana, profundamente entrelaçada com
nossas emoções, memórias e vivências.

A dor pode se manifestar de formas distintas: algumas pessoas a reconhecem imediatamente como um sinal do corpo que
pede atenção, enquanto outras a silenciam, sem perceber que ela
também clama por reconhecimento emocional. Aqui, neste livro,
faremos uma ampla viagem pelo universo da dor, discutindo suas
dimensões físicas e psicológicas, apresentando a importância de
uma abordagem holística que considere a interação entre corpo e
mente. É nesse contexto que introduzimos a psicanálise como uma
aliada no tratamento fisioterápico, evidenciando que o tratamento
da dor não acontece apenas através de técnicas físicas, mas também
através da compreensão profunda de nossos processos internos.

Ao longo dos capítulos, você será apresentado a uma definição
detalhada da dor e suas classificações, abrangendo não só a dor
aguda, que se revela de forma intensa e repentina, mas também a
dor crônica, que se perpetua e pode levar a um estado emocional
fragilizado. Vamos explorar juntos como a dor física não está des-
vinculada de nosso estado emocional, e como experiências passadas
muitas vezes podem reverberar em memórias que se manifestam
como dor. O entendimento dessa inter-relação entre corpo e mente

será fundamental enquanto mergulhamos nas profundas questões que envolvem o tratamento dessa condição aparentemente simples, mas nas suas raízes, incrivelmente complexa.

Sua presença aqui sinaliza uma busca por entendimento, cura e, talvez, um pouco de alívio nas dores, tanto físicas quanto emocionais. É admirável que você esteja disposto a se aventurar nesse caminho de exploração e autoconhecimento. A ciência convencional muitas vezes se mostra insuficiente, e o que vamos apresentar a seguir é um sistema que considera não somente a ferida, mas o ser humano por inteiro; a vivência, os traumas e as resiliências que cada um de nós carrega.

Nesta obra, abordaremos a falta de resultados de tratamentos convencionais, e a necessidade de se olhar para a dor com um novo olhar: como um sintoma que têm muito a nos ensinar sobre nós mesmos. Detalharemos o arcabouço histórico da psicanálise, destacando seu papel no reconhecimento e no tratamento dos traumas que influenciam nossos estados físicos.

Por meio da análise, de estudos de caso e depoimentos tocantes, vamos juntos desvendar como a integração da psicanálise ao tratamento fisioterápico pode verdadeiramente transformar vidas, revelando os resultados tão esperados por aqueles que sentem que sua dor é, muitas vezes, camuflada por questões mais profundas.

Prepare seu coração e sua mente para essa imersão, onde tocar na dor não será somente um desafio, mas também um passo para a recolha de sabedoria, resiliência e cura. Ao final, você não apenas terá um novo entendimento sobre a dor, mas também ferramentas e relatos que podem catalisar o processo de reabilitação e felicidade que você, ou alguém próximo, deseja conquistar.

É com esperança e expectativa que convido você a prosseguir nesta jornada, com diálogos abertos e um profundo desejo de ampliar a compreensão sobre si mesmo e sobre o impacto transformador que podemos buscar quando olhamos para a dor em sua totalidade.

Com gratidão e carinho, Rodolfo Margotti Guedes

CAPÍTULO 1

A DOR: UM EMARANHADO DE SENSAÇÕES

A dor é uma experiência universal e intrincada que toca profundamente a vida de cada ser humano. Desde o momento em que damos nosso primeiro choro ao nascer até os desafios que enfrentamos ao longo da existência, a dor se faz presente de várias formas. Mas, o que exatamente é a dor? Sabemos que existe uma definição fisiológica que a classifica como uma sensação desagradável que envolve aspectos físicos, além de uma abordagem psicológica que a entrelaça com nossas emoções e vivências. A dor pode ser vista como um sinal de alerta do corpo, uma mensageira complexa que reveste não só os músculos e nervos, mas também os nossos pensamentos e sentimentos.

Quando falamos sobre as classificações da dor, frequentemente a dividimos em dor aguda e dor crônica. A dor aguda, por exemplo, se manifesta de forma repentina e tem uma duração limitada. Ela é zelosa e grita por atenção, buscando uma intervenção imediata. Imagine alguém que sofreu um acidente e sentiu uma dor aguda no braço quebrado; é uma dor que exige uma resposta rápida, um alerta sobre o que aqui está mal. Por outro lado, a dor crônica é uma companheira indesejada que se aloja de forma perene, muitas vezes desprovida de uma causa clara. Ela sussurra, insistentemente, que deve ser ouvida, mas o que causa dor não provém apenas do corpo. É aqui que a dor transcende a fisiologia e se entrelaça com o psicológico, criando uma teia intrincada que envolve as dimensões físicas, emocionais e sociais da experiência dolorosa.

Compreender a dor em todas essas suas nuances é um passo fundamental para o desenvolvimento de uma abordagem terapêutica eficaz. Se olharmos com cuidado, perceberemos que uma abordagem holística nas terapias pode ser a chave para desatar os nós dessa complexa rede de sentimentos e sensações. Isso nos leva à discussão sobre os impactos da dor, tanto aguda quanto crônica, na vida das pessoas.

A dor aguda pode afetar notavelmente as atividades diárias. Imagine-se tentando realizar tarefas simples, como amarrar o sapato ou preparar uma refeição, enquanto uma dor intensa persiste em seus movimentos. Essa interferência direta pode criar uma cascata de limitações, levando a uma diminuição significativa na qualidade de vida. A vida diária se torna um campo de batalha; cada movimento deve ser pensado duas vezes antes de ser executado, e logo a frustração se enraíza, atravessando o corpo e a mente.

Por outro lado, a dor crônica cria um cenário ainda mais delicado e desgastante. Ao se tornar um estado quase normal para seu portador, a dor crônica pode transformar a maneira como a pessoa se vê no mundo. Ela pode levar a problemas emocionais profundos, como ansiedade e depressão, que se alimentam daquela sensação interminável de desconforto. Imagine a história de uma mulher que, após anos sofrendo com dores no quadril, se vê presa em um estado de tristeza, questionando seu valor e sua capacidade de viver plenamente. Este ciclo vicioso de sofrimento físico e emocional é um desafio que muitos enfrentam diariamente.

Desse modo, a interconexão entre a dor física e o bem-estar emocional é uma relação delicada e digna de um exame cuidadoso. Quando estamos batalhando contra a dor física, é comum que nossas emoções respondam. A irritabilidade, a tristeza e até o desespero podem fazer parte desse quadro. É como se a dor física criasse um eco no nosso interior, uma repercussão que reverberava por cada canto de nossa psique. Ao mesmo tempo, o estado emocional da pessoa tem um papel crucial na percepção e na intensidade da dor sentida. O estresse e as preocupações constantes muitas vezes têm o poder de amplificar a sensação de dor, criando um ciclo que se retroalimenta.

Por isso, à medida que nos aprofundamos nesta temática, faz-se necessário buscar não apenas entender a dor em seus aspectos físicos, mas também contextualizá-la no universo emocional e psicológico do indivíduo. Precisamos buscar nos ambientes terapêuticos a convergência entre o corpo e a mente, pela qual o tratamento da dor possa se dar de maneira significativa e duradoura.

É com essa perspectiva que apresento a abordagem holística na fisioterapia. Esse conceito envolve compreender a dor na sua totalidade, escutando a narrativa de cada paciente e reconhecendo que, para além dos músculos e articulações, há uma história de vida que merece ser ouvida. Além disso, a psicanálise desponta como uma ferramenta poderosa nesse contexto. Ao adentrar na profunda conexão entre a mente e o corpo, a psicanálise pode surgir como aliada na reabilitação, propiciando ao paciente a oportunidade de explorar as raízes emocionais de sua dor e, assim, abrir novos caminhos para a cura.

Neste capítulo, plantamos as sementes para o que está por vir, criando um terreno frutífero para a discussão mais profunda sobre a dor e suas multifaces. A intenção é fazer com que você que lê sinta que a dor não é apenas um mero fenômeno físico, mas uma experiência complexa que exige uma atenção equilibrada e uma abordagem integrativa.

Assim, convidamos você a se preparar para a jornada que se inicia aqui, onde desvelaremos os mistérios da dor, suas origens e suas intersecções com a saúde e a nossa condição humana.

Com isso, estamos apenas começando uma conversa essencial que visa aprofundar nossa compreensão e nossa empatia por cada experiência de dor vivida.

A dor aguda, com sua intensidade repentina e frequentemente excruciante, pode transformar a rotina de uma pessoa. Por exemplo, imagine um atleta que, durante uma corrida, sente um estalo no joelho. A dor que se segue não é apenas física; ela surge com uma onda de medos e incertezas. O que acontecerá com sua carreira? Ele poderá competir novamente? Assim, a dor aguda não diz respeito apenas ao sintoma imediato, mas às consequências emocionais que a acompanham. O atleta vive um momento de vulnerabilidade, onde a fragilidade de seu corpo se entrelaça com suas aspirações e sonhos.

Essa experiência não se limita aos atletas. Pense em um trabalhador que sofre uma lesão no local de trabalho. A reação inicial é muitas vezes de negação, seguida pela inevitável aceitação da dor. No entanto, o caminho da dor aguda pode criar uma trilha de ansiedade. Cada movimento, cada gesto é pesado pela lembrança da dor intensa, levando o indivíduo a um ciclo de hesitação e desconfiança em relação ao próprio corpo. Essa dificuldade em se reconectar fisicamente pode fazer com que o trabalhador sinta não apenas dor, mas um profundo sentimento de perda e impotência.

Enquanto a dor aguda causa um estrondo em nossas vidas, a dor crônica se insinua de forma silenciosa e muitas vezes devastadora. A dor crônica — essa experiência incômoda e persistente que pode durar meses ou até anos — transforma a vida em uma batalha sem fim. A pessoa que vive com dor crônica pode relatar não apenas a sensação de dor física, mas também uma atemorizante sensação de esgotamento emocional. A rotina diária se torna um exército a ser enfrentado, onde as menores atividades, como escovar os dentes ou subir uma escada, se convertem em conquistas heroicas.

Para muitos, essa luta incessante vai além do que se pode ver ou medir. O que se passa dentro da mente de alguém que vive com dor crônica raramente é perceptível para os outros. Em um mundo que frequentemente exige provas visíveis de sofrimento, aquela dor invisível pode gerar um estado de solidão angustiante. A pessoa pode ser levada a perguntar-se constantemente se é vista pelos outros como alguém que "apenas busca atenção". O estigma e a falta de compreensão podem criar barreiras, onde o grito de ajuda se torna um sussurro, ofuscado pela ideia de que "não parece estar tão mal".

Essas experiências sublinham como a dor, tanto aguda quanto crônica, é um fenômeno multifacetado e complexo que exige uma compreensão não apenas do que está acontecendo no corpo, mas também do que reside nas emoções e na mente. Em muitos casos, a dor não apenas revela um problema físico, mas também expõe feridas emocionais que podem estar escondidas sob a superfície.

É essencial entender que as reações emocionais que emergem da dor física são normais e humanas. Sentir-se frustrado ou triste quando confrontado com a dor não é um sinal de fraqueza, mas uma resposta natural a um desafio que permeia não apenas o corpo, mas toda a essência do ser. Um dos maiores desafios enfrentados por aqueles que sofrem é a capacidade de encontrar um equilíbrio entre a dor e a busca pela normalidade. É imperativo que essa interconexão entre o físico e o emocional seja feita com cuidado no tratamento de quem sofre.

Nesse sentido, a abordagem holística na fisioterapia se antecipa à necessidade de não apenas tratar a dor, mas também considerar suas raízes emocionais e contextos de vida. A grande sabedoria da abordagem holística reside em compreender que cada paciente traz consigo uma narrativa única. Cada dor está inserida em uma história de vida, e escutar essa narrativa é tão importante quanto tratar o sintoma.

A psicanálise, com seu enfoque em explorar o inconsciente e as emoções, pode ser uma ferramenta valiosa nesse processo. Enquanto o fisioterapeuta atua sobre as estruturas físicas, a psicanálise examina as profundezas da psique, ajudando o paciente não apenas a lidar com o que sente, mas a entender por que sente da maneira que sente. Essa exploração emocional, aliada ao tratamento físico, pode criar um ciclo de cura onde mente e corpo caminham juntos, em um mesmo ritmo de busca por bem-estar.

Ao longo deste capítulo, almejamos lançar as bases para um entendimento mais profundo da dor, ressaltando que ela carrega camadas de significado que vão muito além do imediato. Essa narrativa multifacetada e interligada da dor nos acompanha enquanto buscamos construir um caminho de empatia, conhecimento e esperança. Estamos apenas começando esta jornada, e cada passo dado nos aproxima mais da compreensão da complexidade que envolve a experiência de dor.

Convidamos você, leitor, a se engajar nessa reflexão profunda sobre a dor e suas múltiplas manifestações. Vamos juntos explorar as interseções da fisioterapia e a psicanálise, e descobrir como essa abordagem integrada pode não apenas aliviar a dor, mas também oferecer um sentido renovado à vida, além dos limites que a dor tenta impor.

Quando nos deparamos com a dor, muitas vezes a primeira reação é tentar desviar o olhar, se afastar de sua presença incomoda. Contudo, o que precisamos entender é que a dor não é uma inimiga, mas uma mensageira, um alerta que nos convida a uma reflexão mais profunda sobre nós mesmos. Pelejamos em busca da cura, de alívio, mas será que realmente investigamos o que a dor quer nos dizer?

Imagine-se em um dia comum: você acorda, toma seu café da manhã e, em um movimento de rotina, acaba torcendo o pé ao descer de uma escada. A dor é imediata, gritante, uma sensação que toma conta de todo o seu ser. E, enquanto a dor física se faz evidente, também surgem pensamentos que tamborilam em sua mente: "Por que isso agora? Eu tinha tantos planos!" Vemos que pronto, a dor física carrega consigo uma carga emocional que ecoa no restante do dia. Essa interconexão entre mente e corpo é um cenário frequente.

Muitas vezes, quando falamos em dor, é como se estivesse em estágios diferentes; por exemplo, observe como a dor emocional afeta a dor física. Um estudo sobre o luto revela que a perda de um ente querido não só causa sofrimento emocional, mas também desencadeia dores físicas, que podem se manifestar em áreas como o peito ou o estômago. A conexão é clara; a fragilidade da nossa psique reflete diretamente em nosso corpo, gerando uma conversa silenciosa, muitas vezes ignorada.

A dor crônica, que pode parecer uma sombra que nos persegue implacavelmente, traz consigo um pesado fardo. Nenhum médico parece ser capaz de encontrar uma solução, e, como consequência, somos forçados a trilhar um caminho de paciência e eterna busca. Muitas vezes, essa dor se torna uma parte de quem somos. O desafio, então, não é apenas encontrar uma cura, mas aprender a viver com

SUA DOR NÃO É SÓ FÍSICA:
COMO O TRATAMENTO COM PSICANÁLISE AJUDA NO TRATAMENTO FISIOTERÁPICO

a dor, a respeitar seus desafios. Para muitos, a dor crônica transforma-se em uma espécie de diáspora: não é apenas o corpo que sofre, mas toda a vida se modifica, ampliando o convite à introspecção.

Assim, quando conversamos sobre abordagens terapêuticas para lidar com a dor, devemos lembrar que o tratamento deve ir além do físico. Precisamos abordar a dor como um fenômeno humano completo, que envolve a complexidade emocional e social que a acompanha. Esta é a verdadeira paleta de nuanças que compõe a vida dolorosa — um emaranhado de emoções, experiências e sentimentos que não podem ser simplesmente desconsiderados.

É com essa visão abrangente que a fisioterapia, juntamente com a psicanálise, se propõe a ser uma verdadeira revolução no tratamento da dor. Essa combinação mágica permite uma exploração única e aprofundada, ajudando o paciente não apenas a entender a dor, mas a explorar as raízes que a originam. O processo se torna uma descoberta em que a dor é dialogada, analisada e, de uma maneira orgânica, aceita.

À medida que avançamos, nosso desafio será não apenas escutar as dores que nos habitam, mas vivê-las em plenitude, respeitando-as e permitindo que nos guiem em um caminho de autoconhecimento. Que cada relato de dor se transforme em um passo em direção à empatia, ao aprendizado e à cura. Afinal, cada experiência de dor que enfrentamos tem o potencial de nos ensinar algo valioso sobre nós mesmos e sobre a vida, desenhando um mapa que pode nos levar a um lugar mais completo e melhor.

Nesse sentido, a nossa história de dor não é um peso a se carregar, mas uma jornada a se vivenciar. O que seria do ser humano sem a riqueza de suas dores e as lições que elas trazem? Portanto, que possamos nos permitir sentir a dor em sua totalidade, abraçando suas mensagens ao invés de simplesmente fugir. Porque, no fim das contas, cada dor carrega consigo uma oportunidade valiosa para crescermos e nos transformarmos.

Convidamos você, leitor, a se engajar nessa narrativa sobre dor, saúde e transformação. A jornada é cheia de surpresas, autodescobertas e, principalmente, o entendimento profundo do que significa ser humano. O próximo passo se aproxima, e cada um de nós merece explorar essa trajetória com riqueza de detalhes e sentimentos. Não ignore a dor — ouça-a, aprenda com ela e, acima de tudo, viva-a plenamente.

A jornada da dor, assim como os meandros da vida, é um convite à reflexão profunda e, muitas vezes, desafiadora. Ao explorarmos a conexão entre a dor física e emocional, começamos a desvelar os ecos de experiências anteriores que ressoam dentro de nós. A realidade da dor não é uma história linear; é uma tapeçaria rica e complexa, onde cada fio é entrelaçado com momentos de vulnerabilidade, força e superação.

Muitas vezes, a dor nos leva a um lugar desconhecido, um espaço onde nos vemos confrontados com nossas limitações. Nesse contexto, é comum que a dor crônica se estabeleça como uma sombra constante em nossas vidas. Para alguém que sente essa dor, a sutil transição de uma simples sensação de desconforto a um estado ininterrupto de sofrimento pode se dar de maneira quase imperceptível. É aí que a batalha não é apenas contra o sintoma físico, mas contra a condição emocional que a dor impõe.

Cada indivíduo, ao enfrentar essa realidade, encontra-se em um mar de sentimentos que podem ser confusos. A ansiedade, por exemplo, muitas vezes se entrelaça com a dor física. Imagine uma pessoa lidando com uma dor nas costas que, apesar de ser física, gera um fardo emocional imenso. Cada movimento se torna uma lembrança da fragilidade que ela tenta esconder sob a superfície. Isso não afeta apenas o corpo, mas também infere um peso sobre seus sonhos, suas atividades diárias, e até mesmo sobre a convivência social.

Olhar para o lado emocional da dor é essencial. Estar preso em um ciclo de angústia e limitações pode gerar uma sensação de desesperança que é tão poderosa quanto a dor em si. Para muitos que passam por essa experiência, momentos de satisfação, alegria e conquista se tornam esporádicos, como estrelas fugazes em um céu nublado. Por isso, é vital que busquemos compreender esses sentimentos e a forma como interagem com a dor física, para que possamos passar à etapa seguinte do tratamento.

Neste ponto, já falamos sobre a necessidade de uma abordagem holística que transcenda o físico. Precisamos internalizar que cada dor carrega consigo uma história, uma narrativa de vida que merece ser escutada. Essa é a essência do tratamento que propomos no decorrer deste livro. A fisioterapia, por mais essencial que seja, não mantém sua eficácia plena se não for unida à compreensão emocional. A dor crônica não deve ser tratada de maneira isolada; ela clama por reconhecimento, por acolhimento e por empatia.

E é aqui que a psicanálise toma o seu lugar como aliada poderosa. Compreender os traumas que se instalam em nossos corpos e mentes permite que possamos romper o ciclo da dor. O que não sabemos sobre nossas emoções, sobre nossos traumas, afeta cada fibra de nosso ser. Se conseguirmos penetrar nas profundezas da nossa psique, será possível descobrir as raízes da nossa dor, trazendo à luz o que estava escondido nas sombras.

Por fim, reforçamos que o caminho da cura e do entendimento é uma jornada coletiva. Cada relato que escutamos, cada testemunho de superação, fornece um espaço para que novas narrativas sejam criadas. Este episódio de dor não define quem somos, mas às vezes nos ensina uma força e uma resistência que não sabíamos possuir. Vamos seguir juntos nessa exploração — uma viagem à descoberta de que, ao confrontar a dor, encontramos também a possibilidade de transformação e renovação.

O que se revela à frente é que de cada dor, existe uma lição a ser extraída, um passo em direção à recuperação e à esperança. E é com esta força e esta necessidade de compreensão mútua que continuamos nossa jornada neste livro.

CAPÍTULO 2

A FISIOTERAPIA TRADICIONAL: LIMITAÇÕES E POSSIBILIDADES

Quando falamos de fisioterapia tradicional, muitos enxergam um conjunto de práticas voltadas para a reabilitação física, centradas na manipulação do corpo e no tratamento das dores. O conceito advém de uma rica história que se entrelaça com a evolução da medicina e da própria compreensão da dor ao longo dos séculos. Assim, ao nos debruçarmos sobre a fisioterapia, nos deparamos com uma alquimia de movimentos, aparelhos e terapias manuais que se destina, em última análise, a restaurar a função motora e aliviar a dor.

A jornada da fisioterapia contemporânea começou em tempos remotos, com registros que remontam à Grécia antiga. As primeiras práticas de exercício e massagem realizadas por profissionais da saúde foram documentadas, criando uma base para o que relataríamos depois como fisioterapia. Com o passar dos anos, essas práticas foram se sofisticando e, no século XIX, o movimento fisioterápico começou a ganhar força, surgindo como uma especialidade médica reconhecida e respeitada. Essa evolução não apenas moldou o que entendemos por fisioterapia, mas também suscitou discussões sobre sua eficácia e suas limitações.

Nos dias de hoje, a fisioterapia compreende uma variedade de métodos e técnicas, incluindo exercícios terapêuticos, eletroterapia, massoterapia, dentre outras intervenções. Profissionais da fisioterapia passam por treinamentos rigorosos, aprendendo a manusear aparelhos, aplicar métodos corretivos e, muitas vezes, servindo como guias na jornada de enfrentamento das dores físicas.

Um fisioterapeuta habilidoso pode fazer uma grande diferença na vida de um paciente, promovendo a recuperação e permitindo que a vida se desenrole normalmente.

No entanto, por mais avançadas que sejam as técnicas aplicadas, a abordagem tradicional apresenta algumas limitações. Ao focarem quase que exclusivamente na experiência física da dor, as práticas convencionais podem falhar em abordar outros componentes fundamentais que permeiam as dores crônicas e agudas. O que sucede a isso é a frustração não apenas de pacientes, mas de profissionais que, mesmo com todo o conhecimento técnico, se veem impotentes diante de casos sem evolução.

Um exemplo é o dos pacientes que lutam contra dores crônicas sem um diagnóstico claro. Por mais que o fisioterapeuta se esforce para aliviar o sintoma físico, a dor persiste, muitas vezes exacerbada por fatores emocionais e contextuais desconhecidos. Isso ilustra a necessidade premente de ampliar a perspectiva tradicional, contemplando também as dimensões psicológicas e sociais que tecem a narrativa da dor. Pacientes frequentemente se veem encalhados em um ciclo vicioso, pois a dor reaparece quando os tratamentos convencionais não abordam o que as agrava.

Infelizmente, isso significa que muitos indivíduos que buscam alívio em um consultório de fisioterapia possam sair do encontro sem entender as razões que sustentam suas dores, sentindo-se ainda mais desamparados. A decepção logo se traduz em uma busca incessante por respostas, fazendo crescer a percepção de que a dor é um inimigo invisível e, ao mesmo tempo, uma constante na vida que não se vai.

Neste contexto, é necessário refletir sobre o papel da comunicação entre o paciente e o fisioterapeuta. Como as expectativas e a percepção dos pacientes podem influenciar diretamente a eficácia do tratamento? A comunicação eficaz é fundamental não apenas para a construção de um plano de tratamento, mas também para o apoio emocional que o paciente tanto necessita. Entender que a

SUA DOR NÃO É SÓ FÍSICA:
COMO O TRATAMENTO COM PSICANÁLISE AJUDA NO TRATAMENTO FISIOTERÁPICO

dor é uma experiência multifacetada e frequentemente atribuída a fatores além do físico é o primeiro passo para proporcionar uma compreensão adequada durante o tratamento.

Em síntese, o enfoque tradicional da fisioterapia, embora essencial, se apresenta como uma peça de um quebra-cabeça maior. Mantendo-se alerta para as limitações desse modelo, profissionais da saúde são convidados a expandir seus horizontes, explorando novas possibilidades que possam incluir propostas menos ortodoxas, como a psicanálise, promovendo assim uma verdadeira integração que potencializa o tratamento da dor. Ao final, a esperança é criar um espaço onde a escuta ativa, o respeito à individualidade do paciente e uma abordagem mais abrangente permita um tratamento de dor não só físico, mas também integral e humanizado.

A era da fisioterapia está em constante evolução, e cabe a nós, que nos dedicamos a esse campo, estarmos dispostos a inovar, a dialogar e a expandir sua essência para um futuro onde cada dor seja compreendida em suas complexidades e nuances.

A limitação da fisioterapia tradicional é um tema que precisa ser explorado com a profundidade que ele merece. Quando nos deparamos com casos específicos de dor, muitas vezes a abordagem convencional se mostra insuficiente. Embora a fisioterapia, com suas aplicações práticas e técnicas precisas, seja fundamental no tratamento da dor, principalmente aquela de origem mecânica ou traumática, existem situações em que essa abordagem não é capaz de oferecer a melhora desejada e intermináveis ciclos de tratamentos podem se tornar frustrantes tanto para o fisioterapeuta quanto para o paciente.

Considere um paciente que chegou ao consultório se queixando de dores crônicas nas costas. Após uma série de sessões de fisioterapia, onde foram realizados exercícios de fortalecimento e alongamento, o paciente ainda relata a dor persistente, sem entender por que o processo de melhoria não se concretizou. A fisioterapia tradicional pode oferecer uma sensação temporária de alívio, mas muitas vezes o tratamento se limita à superfície da questão, sem abordar as camadas mais profundas que possam estar originando essa dor. Algo importante é que a dor nem sempre é uma manifestação direta de uma lesão; frequentemente, ela é um reflexo de questões emocionais que não são identificadas na avaliação física inicial.

Além disso, a questão da comunicação entre profissional e paciente é de suma importância. A expectativa do paciente é, em muitos casos, um fator determinante para o sucesso do tratamento. Quando um paciente entra no consultório, ele traz consigo uma bagagem emocional que pode elevar ou reduzir suas expectativas em relação ao tratamento. Se o fisioterapeuta não tiver uma abordagem humanizada, dedicada a entender a história não apenas física, mas também psicológica do paciente, ele pode falhar em promover um plano de salto eficaz que crie um vínculo de confiança e esperança. Essa expectativa frustrada pode gerar um sentimento de impotência e desamparo, realimentando o ciclo de dor.

Infelizmente, muitos profissionais da fisioterapia se deparam com limites que nem sempre são contornáveis, pois, ao se concentrarem em métodos técnicos e padrão, pode parecer que o que falta é uma conexão com a essência do paciente. Nesse caminho, a dor se torna um enigma para ambos. Enquanto os tratamentos físicos se consolidam, a busca pela cura emocional se manifesta como uma ausência de diálogo e compreensão. É nesse ponto que a necessidade de um entendimento mais profundo se faz necessário, onde o fisioterapeuta deve ir além do "movimento correto" e buscar as verdadeiras raízes emocionais do que o paciente traz consigo.

Esse cenário sugere uma clara urgência por uma transição. Integrações mais inovadoras entre fisioterapia e métodos que se debrucem sobre a psique, como a psicanálise, podem abrir novas avenidas para a compreensão da dor. Com essa união, o tratamento pode, de fato, tomar corpo e vida, permitindo que o paciente encontre um espaço seguro não apenas para a reabilitação física, mas para a cura emocional.

Portanto, nesse capítulo é fundamental resgatar essa discussão sobre as barreiras que a fisioterapia tradicional enfrenta ao tratar a dor. Essa reflexão não apenas desafia a eficácia das práticas

SUA DOR NÃO É SÓ FÍSICA:
COMO O TRATAMENTO COM PSICANÁLISE AJUDA NO TRATAMENTO FISIOTERÁPICO

convencionais, mas a convoca a evoluir, a se expandir e a dialogar. Como profissionais da saúde, temos a responsabilidade de escutar as vozes da dor de nossos pacientes e atuar com empatia, guiados por uma abordagem integrativa que valorize cada ser humano em sua totalidade.

A jornada aqui é um chamado para a evolução da prática fisioterapêutica, que, incorporando a psicanálise, poderá transformar a experiência da dor de meramente sintomática para uma verdadeira oportunidade de renovação e autoconhecimento. Este livro propõe essa interrogação como eixo central para futuras reflexões e práticas no campo da saúde. A fisioterapia não é um ponto final, mas um percurso que se entrelaça com a psique e a história de cada indivíduo.

Na continuidade de nossa discussão nesta obra, exploraremos como essa nova perspectiva pode, de fato, ser implementada, permitindo que a fisioterapia abra suas cortinas e adentre um espaço de cura mais profundo e efetivo. O cenário que se apresenta é de esperança e transformação, onde podemos visualizar novas possibilidades, quando a dor passa a ser compreendida em sua totalidade e não apenas como uma barreira a ser superada.

Por mais que a fisioterapia tradicional tenha se estabelecido como uma prática essencial no processo de recuperação física, é necessário refletir sobre como essa abordagem muitas vezes falha em um aspecto crucial: a percepção do paciente. É imprescindível entender que cada indivíduo que busca tratamento traz consigo não apenas a dor, mas uma série de expectativas e experiências que moldam sua luta diária contra o sofrimento.

Quando um paciente entra em um consultório de fisioterapia, ele pode estar lutando contra mais do que apenas uma lesão. Pode haver traumas emocionais, medos e frustrações que se entrelaçam com a dor física. Por isso, a primeira parte dessa colaboração entre paciente e fisioterapeuta é a construção de uma comunicação saudável e acolhedora. É fundamental que o fisioterapeuta não seja apenas um executor de técnicas, mas também um ouvinte atento e empático.

Imagine uma paciente, Maria, que chegou exausta após anos lidando com uma dor nas costas crônica. Durante a consulta, o fisioterapeuta, ao invés de focar apenas na dor em si, pergunta a ela sobre o impacto que essa dor teve em sua vida. Ao ouvir atentamente sua história, fica claro que Maria não está apenas lidando com dor física, mas também com a sensação de incapacidade de desempenhar seu papel como mãe e profissional. É nesse momento que se estabelece um vínculo e uma verdadeira possibilidade de tratamento abrangente.

No entanto, as expectativas dos pacientes precisam ser gerenciadas. Muitos entram no consultório acreditando que a fisioterapia tradicional irá resolver rapidamente suas dores, desconsiderando que a cura é um processo que exige tempo, autoconhecimento e, muitas vezes, coragem para enfrentar aspectos emocionais que não foram trabalhados. A frustração que aparece quando a dor persiste mesmo após várias sessões pode levar à desconfiança no tratamento e ao abandono terapêutico. Portanto, é crucial que os fisioterapeutas esclareçam o que pode e o que não pode ser esperado no decorrer do tratamento.

Outro ponto relevante a ser considerado é o impacto emocional que a dor crônica provoca. A ansiedade, a depressão e a perda de autoestima podem muito bem ser acompanhantes indesejados de quem vive com dores constantes. O comportamento de muitos fisioterapeutas é, sem dúvida, importante, mas a verdadeira transformação ocorre quando a dor é abordada em sua totalidade: corpo, mente e emoções. Pacientes assim anseiam por validação de suas experiências e, ao se sentirem ouvidos e apoiados, tendem a abraçar o tratamento com um novo ânimo.

Um aspecto fundamental a ser cultivado na prática fisioterapêutica é uma atmosfera de colaboração. Se a comunicação for clara e a confiança for estabelecida, as expectativas dos pacientes tendem a se alinhar e a adesão ao tratamento será maior. Incorporar elementos de escuta ativa e práticas que valorizem a experiência do paciente é um passo vital para garantir que o tratamento não seja apenas uma sequência de movimentos e exercícios, mas uma jornada compartilhada rumo à recuperação.

Concluir que o tratamento da dor vai além da aplicação de técnicas manuais e exercícios se torna evidente. As emoções que os pacientes carregam, as dúvidas que surgem e os desafios enfrentados não podem ser negligenciados. Por isso, a importância de se considerar a história individual de cada paciente, trabalham juntos, abre caminhos para uma saúde mais holística e sustentável.

À medida que avançamos, a questão que se coloca é: como podemos integrar essa dimensão emocional no cotidiano da fisioterapia, transformando práticas e abordagens para que os pacientes se sintam completos em sua jornada de recuperação? Essa discussão se torna cada vez mais pertinente na busca por um tratamento que valorize a totalidade do ser humano, onde a dor, ao invés de ser um obstáculo, se converte em um elo de ligação que une mente e corpo em busca de cura e bem-estar.

Com essa nova perspectiva na abordagem da fisioterapia, tornam-se visíveis as possibilidades de melhoria e transformação que se abrem para pacientes e profissionais que se dispõem a ouvir e acolher a dor em suas múltiplas dimensões.

Uma nova perspectiva surge quando consideramos as possibilidades de melhorias nas práticas tradicionais da fisioterapia. É inegável que os profissionais dessa área possuem um vasto conhecimento técnico, mas com um mundo em constante evolução, é fundamental que se adaptem a novos princípios e metodologias que integrem não apenas o corpo físico, mas também a mente e as emoções de seus pacientes.

O primeiro passo para essa transformação é a formação continuada. Profissionais da fisioterapia precisam ser incentivados a se aprofundar em temas relacionados à saúde mental e aos aspectos psicossociais da dor. Um curso que aborde a intersecção entre a dor física e suas dimensões emocionais pode fornecer conhecimentos valiosos para a prática. É essencial que um fisioterapeuta encare cada caso como um desafio único, que demanda uma investigação cuidada e uma escuta ativa.

Assim, a inclusão de abordagens complementares e a busca por uma melhor integração entre a fisioterapia e práticas holísticas, como a psicanálise, se apresentam como um caminho promissor para a saúde integral. Imagine um paciente que, além de realizar exercícios de reabilitação, também pode contar com um acompanhamento psicanalítico, onde suas queixas não são vistas apenas desde a perspectiva fisiológica, mas também contextualizadas no seu histórico emocional e social. Esse tipo de cuidado pode ser o diferencial que muitos precisam para finalmente se libertar de ciclos de dor crônica que persistem sem um motivo aparente.

Provocar uma reflexão sobre a importância de uma visão mais humanizada na fisioterapia é um passo essencial nesse processo de mudança. Cada paciente carrega uma história única, suas vivências e dores são reflexos não só de questões orgânicas, mas também de experiências passadas que moldaram suas realidades. O acolhimento da narrativa dos pacientes pode ser um dos maiores aliados na construção de um plano de tratamento eficaz.

Por exemplo, talvez uma pessoa com dor crônica nas costas precise não apenas de exercícios para fortalecimento, mas também de um espaço seguro onde possa contar sobre a pressão que sente em seu ambiente de trabalho, a ansiedade pela falta de suporte e a culpa que carrega por não conseguir atender às expectativas que a cercam. No momento em que o fisioterapeuta compreende e acolhe essa realidade, o tratamento pode ganhar uma nova direção.

Construir essa nova perspectiva não é apenas responsabilidade dos fisioterapeutas. Nichos de formação e capacitação em psicanálise, desenvolvidos juntamente com equipes de saúde, podem ajudar a podem oferecer suporte interprofissional. A colaboração entre profissionais da saúde deve ser incentivada, formando redes de apoio que valorizem o trabalho conjunto para o bem-estar do paciente.

SUA DOR NÃO É SÓ FÍSICA:
COMO O TRATAMENTO COM PSICANÁLISE AJUDA NO TRATAMENTO FISIOTERÁPICO

Assim, à medida que trilhamos este caminho, convidamos o leitor a considerar a importância de uma abordagem mais integrativa e acolhedora na fisioterapia. Para além das técnicas de reabilitação físicas, a transformação do atendimento se fundamenta no cuidado com a narrativa do paciente, reconhecendo suas dores e experiências como parte integral de sua jornada de cura. Viver sem dor é um desejo comum, mas promovê-lo envolve um trânsito cuidadoso entre o corpo e a mente, onde o escutar e o compreender são tão essenciais quanto os métodos práticos que utilizamos.

A proposta deste capítulo é um convite à reflexão, uma provocação ao leitor para que repense suas experiências e expectativas em processos de tratamento. Através do diálogo interprofissional e da empatia nas relações humanas, podemos vislumbrar um futuro onde a saúde integral não é apenas um desejo, mas uma realidade tangível e acessível a todos.

Com isso, encerramos esta discussão sobre as possibilidades de melhorias nas práticas tradicionais da fisioterapia. A jornada ainda é longa, mas a direção é clara: um caminho que intercala corpo e mente, ansiando por uma saúde integral que acolha e respeite cada ser humano em sua totalidade. O próximo passo nos levará a explorar o intrigante mundo da psicanálise e suas contribuições para o tratamento da dor.

CAPÍTULO 3

INTRODUÇÃO À PSICANÁLISE

A psicanálise é uma jornada fascinante ao interior da mente, cujas complexidades têm fascinado e desafiado pensadores ao longo do tempo. No âmago dessa abordagem, descobrimos o conceito de inconsciente, responsável por moldar não apenas nossos pensamentos e sentimentos, mas também nossos comportamentos e reações. A psicanálise nos ensina que a dor que muitos experimentam, particularmente em suas formas mais crônicas, muitas vezes tem raízes mais profundas do que as simples lesões físicas ou condições fisiológicas.

Freud, o fundador desta perspectiva revolucionária, introduziu a ideia de que em nosso íntimo existem desejos e traumas reprimidos que afetam nossa vida cotidiana e, inevitavelmente, nossa saúde física. A maneira como essas forças operam pode ser sutil, gerando tensões acumuladas que eventualmente se manifestam em dor física ou mal-estar. Por exemplo, um paciente que lidou com uma experiência traumática na infância pode, anos mais tarde, sentir dores inexplicáveis em regiões do corpo que estão simbolicamente atreladas a aquele incidente. Este entendimento profundo, que vai além da simples aparência do sintoma, é o que torna a psicanálise um complemento valioso para o tratamento fisioterapêutico.

Conforme exploramos a evolução da psicanálise, percebemos que não se limita apenas ao modelo freudiano. Outros pensadores, como Carl Jung e Alfred Adler, trouxeram novas dimensões às discussões sobre a mente. Através dessas contribuições, a psicanálise se expandiu e se transformou, inculcando não só uma análise do inconsciente, mas também uma clareza sobre como os contextos familiares, sociais e culturais influenciam a formação de nossos pensamentos e, portanto, de nossa dor.

À medida que avançamos, teremos a oportunidade de entender melhor como a psicanálise propõe que, para sanar a dor, é preciso abrir espaço para que vozes antigas, muitas vezes esquecidas, sejam trazidas à tona. Essa abordagem não busca apenas a restauração do corpo, mas também a cura da alma, segredando ao paciente que é possível confrontar e remediar feridas que permanecem encobertas por tanto tempo.

Assim, na interseção entre psicanálise e fisioterapia, nos deparamos com uma perspectiva transformadora: nossa dor não é apenas física. Compreender essa verdade é o primeiro passo para a recuperação plena, levando-nos a um espaço onde corpo e mente estabelecem um diálogo verdadeiro, um verdadeiro renascimento frente às adversidades da condição humana.

A mente humana é uma intrincada rede de emoções, memórias e percepções que, muitas vezes, estão enraizadas em experiências profundas que influenciam diretamente o nosso bem-estar físico. Vamos investigar como essa relação se manifesta, especialmente a forma como as tensões psicológicas podem se converter em dor física.

Toda dor, por mais óbvia que pareça em sua origem física, carrega consigo um contexto emocional que não pode ser ignorado. Estudos demonstram que a dor crônica, muitas vezes, não está ligada a uma lesão específica, mas a traumas emocionais não resolvidos. Essa conexão muitas vezes passa despercebida pela abordagem fisioterapêutica tradicional, que tende a focar exclusivamente na manifestação física da dor, deixando de lado as disfunções psíquicas que podem estar por trás dessa experiência dolorosa.

Um exemplo claro é o de Clara, uma mulher de 35 anos que, após vivenciar um divórcio conturbado, começou a sofrer de dores persistentes nas costas. Médicos e fisioterapeutas analisavam sua condição física, prescrevendo exercícios de fortalecimento e repouso, mas sem verdadeiro sucesso. A dor agravava-se cada vez mais, seu cotidiano tornava-se insuportável e, mesmo com o tratamento fisioterapêutico, Clara sentia que a liberdade de movimento lhe era subtraída. Quando a questão emocional foi abordada em terapia, as raízes de sua dor começaram a emergir. Ao confrontar sua tristeza, frustração e raiva decorrentes do fim do relacionamento, a dor, antes intrínseca e avassaladora, começou a manifestar-se de forma diferente.

Outro ponto crucial a ser considerado é a forma como a mente processa e reenquadra a dor. Um estudo na área de psicologia sugere que as emoções não resolvidas criam um ambiente propício para a amplificação da dor. Se a mente estiver sobrecarregada com estressores ou traumas, é mais provável que a dor física atue como um sintoma manifesta dessa angústia não tratada. Assim, ao identificarmos e trabalharmos essas questões emocionais, abrimos espaço para que a recuperação física também avance.

Portanto, a psicanálise emerge como um recurso fascinante, apresentando uma abordagem que se compromete a decifrar os códigos emocionais que cercam a dor. O espaço de acolhimento e escuta proporcionado por essa terapia desenvolve uma atmosfera essencial para que os pacientes possam se expressar livremente, permitindo que temas difíceis, há muito enterrados, venham à tona para serem confrontados e trabalhados. Com essa interação, físicos e emocionais se entrelaçam, revelando a verdadeira essência da dor e permitindo um ciclo de cura que abrange o indivíduo em sua totalidade.

Nesse cenário, um novo horizonte se vislumbra: a possibilidade de trabalhar tanto a fisioterapia quanto a psicanálise de maneira complementar. Essa visão integrativa busca não apenas tratar a dor, mas convidar o paciente a uma jornada de autoconhecimento e transformação pessoal. Dessa maneira, podemos afirmar com segurança que a mente não é apenas uma passagem secreta para a dor, mas um campo fértil onde a cura pode brotar, transformando a experiência da dor em uma oportunidade de renascimento.

Com isso, surge a necessidade premente de uma nova abordagem da fisioterapia, onde não apenas a parte física do paciente é tratada, mas toda a sua complexidade emocional e psicológica merece ser explorada e considerada. Isso abre um verdadeiro espaço para transformação – um caminho onde dores são não apenas aliviadas, mas compreendidas em suas dimensões mais profundas.

A Relevância da Psicanálise no Tratamento da Dor

Quando falamos sobre a dor, muitas vezes nos prendemos às abordagens comuns e conhecidas, que se fundamentam na medicina tradicional. No entanto, a psicanálise surge como um poderoso aliado, oferecendo uma perspectiva única sobre como podemos abordar e tratar a dor de maneira mais integral. Ao integrar a compreensão psicanalítica dentro do tratamento fisioterapêutico, não apenas aliviamos os sintomas físicos, mas também começamos a desvendar as camadas emocionais que muitas vezes estão entrelaçadas à experiência dolorosa.

A psicanálise, à primeira vista, pode parecer distante do mundo da fisioterapia, mas, na verdade, essas disciplinas convergem de forma surpreendente. Para entender como esse entrelaçamento funciona, consideremos que a dor não é apenas uma mensagem enviada pelo corpo sobre o que está errado fisicamente. Ela pode também ser uma manifestação de conflitos internos que a pessoa enfrenta, traumas do passado e experiências não resolvidas que se escondem no inconsciente. Ao respeitar essa realidade, o fisioterapeuta pode transformar seu papel, passando de mero executor de técnicas para um facilitador da cura, ao lado do paciente.

Imagine um paciente chamado João, que começou a sentir intensas dores na região lombar após um evento emocional desgastante – a perda de um ente querido. Para ele, cada vez que estava prestes a levantar-se para trabalhar ou se envolver em atividades diárias, a dor surgia como um lembrete de seu luto. Em sua sessão de fisioterapia, o foco estava apenas em tratar a dor física. Contudo, ao introduzir uma abordagem psicanalítica nas consultas, o fisioterapeuta é capaz de criar um espaço seguro para que João compartilhe sua história, permitindo que ele reconheça e enfrente suas emoções de luto. Esse processo de reconhecimento pode levar a uma liberação emocional que não apenas alivia o fardo que carrega, mas também resulta em uma melhora significativa da dor física.

Nós sabemos que, ao se sentir ouvido e compreendido, o paciente frequentemente será mais receptivo ao tratamento. A psicanálise e a fisioterapia, quando integradas, podem dar voz a essas emoções que, muitas vezes, ficam silenciadas. Essa abordagem ressalta que a dor não é algo que deve ser tratado isoladamente, mas sim como parte de uma tapeçaria maior que inclui histórias e experiências de vida. Isso fortalece a relação terapêutica entre o profissional e o paciente, onde a confiança é um pilar central.

Além disso, a capacidade da psicanálise de explorar o inconsciente fornece um nível adicional de esclarecimento. Às vezes, as dores podem se manifestar em resposta a experiências vividas durante a infância, que talvez o paciente já tenha esquecido ou, quem sabe, escolheu não lembrar. Através da exploração cuidadosa dessas memórias, o paciente ganha uma nova consciência sobre os padrões que podem ter levado à sua dor física atual. Esta jornada interna ajuda a transformar percepções limitantes, oferecendo ao paciente um caminho claro para a recuperação.

Essa integração de práticas não só valida a experiência do paciente, mas também redefine o que significa tratar a dor. Questões que um dia foram deixadas de lado sob o peso da dor física têm agora a chance de entrar em um espaço luminoso de cura e compreensão. Assim, o fisioterapeuta não apenas trata músculos e articulações, mas também deve estar preparado para ser um guia emocional, abraçando a totalidade da experiência humana.

Portanto, a comunidade médica é desafiada a repensar as estratégias de tratamento da dor. A ênfase deve estar em uma abordagem holística que une corpo e mente, onde a psicanálise pode se mostrar um recurso inestimável. Essa união abre as portas para um novo paradigma, onde a dor não é vista apenas como um obstáculo, mas como uma oportunidade para olhar para dentro e se reerguer, trazendo à tona as forças necessárias para a verdadeira cura. A psicanálise, reunida à fisioterapia, promete iluminar esse caminho, levando o paciente a um lugar onde seus medos e dores possam finalmente encontrar voz, e a cura não é apenas física, mas profundamente humana e emocional.

Superando Estigmas e Promovendo Integração

Desmistificar a psicanálise é um passo fundamental para ampliar a aceitação e a integração desse método dentro do tratamento da dor. Muitas vezes, existe uma ideia equivocada de que a psicanálise é uma abordagem reservada apenas para aqueles que enfrentam problemas mentais sérios ou que estão em crise. Porém, a verdade é que a psicanálise pode beneficiar qualquer indivíduo que deseje entender melhor sua psique e a origem de suas dores, além de promover a autocompreensão.

Esse estigma pode resultar em uma barreira significativa para pessoas que poderiam se beneficiar dessa prática. Quando falamos sobre saúde, é crucial ressaltar que todas as dimensões do ser humano – corpo, mente e emoções – merecem atenção. Portanto, reconhecer a psicanálise como uma ferramenta valiosa e acessível é um objetivo que devemos perseguir.

Se pensarmos na dor como um fenômeno complexo e multifacetado, fica evidente que abordagens integrativas oferecem uma ponte mais sólida para a cura. Em vez de limitar os pacientes a um tratamento focado unicamente nos sintomas físicos, o profissional que integra a psicanálise na fisioterapia é capaz de criar um espaço de escuta e acolhimento. Esse ambiente favorece o desnudamento de questões emocionais que frequentemente estão interligadas à dor física experimentada.

Esse processo de acolhimento pode transformar a experiência do paciente, uma vez que proporciona um sentido de pertencimento e compreensão. No contexto da fisioterapia, essa empatia não só cura dores, mas também restaurar a dignidade e o valor pessoal do paciente. Os profissionais de saúde devem se tornar facilitadores do diálogo, criando um espaço seguro onde o paciente possa explorar seus sentimentos e traumas, permitindo uma verdadeira recuperação.

A integração da psicanálise na prática fisioterapêutica não deve ser vista como uma luta de território, mas sim como uma colaboração enriquecedora. Profissionais de ambas as áreas devem ser motivados a interagir e a aprender uns com os outros. Ao compartilhar conhecimentos e experiências, eles não apenas ampliam suas próprias práticas, mas também fomentam um ambiente de aprendizado contínuo que beneficia as duas partes e, principalmente, o paciente.

Por exemplo, em um ambiente onde um fisioterapeuta e um psicanalista trabalham em conjunto, o paciente pode ser encaminhado ao psicanalista para tratar questões profundas que se refletem em sua sintomatologia física. Essa coordenação permite um tratamento mais eficaz, onde as terapias se potencializam mutuamente. O paciente, ao perceber que suas queixas são compreendidas em um nível mais profundo, pode se sentir mais motivado a enfrentar suas limitações, tanto físicas quanto emocionais.

A superação dos estigmas em torno da psicanálise não é tarefa fácil, mas com uma abordagem educacional e aberta, podemos transformar essa percepção. Workshops, seminários e palestras sobre a integração de diferentes práticas de saúde podem contribuir para desmistificar a psicanálise como um recurso. Palavra a palavra, construção a construção, começamos a moldar uma nova narrativa, cheia de esperança e possibilidades para todos que lidam com a dor.

A integração da psicanálise com a fisioterapia abre uma avenida onde a dor não é um muro, mas um portal para o autoconhecimento. Essa mudança não só amplia os horizontes da fisioterapia, mas também cria um modelo de cuidado que encontra na conexão humana sua maior força. É apenas por meio desse esforço coletivo que podemos realmente transformar a abordagem do tratamento da dor, uma vez que corpo e mente se entrelaçam em busca da cura integral.

CAPÍTULO 4

A CONEXÃO CORPO-MENTE: EXPLORANDO O INCONSCIENTE

A inter-relação entre a mente e o corpo sempre foi um tema abordado por muitos pensadores e cientistas ao longo dos anos. A ideia central é que nossa saúde física não pode ser dissociada do estado emocional e psicológico. Esse estreito vínculo revela-se crucial para entendermos como a dor, frequentemente percebida como uma experiência unicamente física, tem raízes psicológicas profundas.

Quando falamos da dor, precisamos considerar que ela não é apenas uma mensagem enviada pelo corpo alertando sobre uma falha ou uma lesão. É também uma manifestação simbólica de emoções e experiências que moldaram nossa vida. Por assim dizer, carregamos em nossa musculatura as marcas de nossas memórias e vivências. Assim, um trauma não processado pode se manifestar como uma dor intensa, que muitas vezes desafia explicações físicas.

Reflitamos sobre o papel das emoções na experiência da dor física. Emoções não expressas ou conflitos internos podem criar tensões musculares que, por sua vez, se traduzem em dor. Essa ligação é suportada por diversas literaturas na área da psicologia e saúde, onde estudos demonstram que a dor crônica não está necessariamente associada a uma lesão, mas sim a processos psicológicos não resolvidos. Como exemplo disso poderíamos observar o cuidado e atenção empenhados em um paciente que, após lidar com um estresse emocional prolongado, começa a somatizar sua ansiedade em dores nas costas.

Assim, a psicanálise, com sua proposta de explorar o inconsciente humano, traz à tona o que frequentemente está reprimido. Freud, Jung e outros psicólogos já mencionaram como experiências passadas e pensamentos subconscientes alinham-se às nossas percepções de dor. Esta exploração não busca apenas aliviar a dor, mas entender sua origem, abrindo espaço para a cura.

Um exemplo ilustrativo é o caso de uma mulher chamada Ana, que, após um período difícil de desemprego e a pressão econômica que isso trouxe, começou a desenvolver dores forte em sua região lombar. Nenhum tratamento fisioterapêutico parecia resolver seu problema. Quando as questões emocionais foram analisadas, ficou claro que sua dor estava conectada com a sensação de impotência e insegurança. Ao reconhecer e enfrentar essas emoções, Ana encontrou alívio. Com isso, a dinâmica que antes girava em torno da dor física se transformou em um processo de descoberta pessoal e resiliência emocional.

Ademais, essa conexão corpo-mente é um campo interessante de debate na saúde. A ciência ainda se esforça para desvendar todos os mistérios. Os estudos revelam que a dor pode ser intensificada por fatores emocionais, mostrando a necessidade de um olhar multidimensional sobre a saúde. Não se trata apenas do corpo sendo submetido a tratamentos, mas sim da interação entre mente e corpo que merece atenção.

Ao longo desse capítulo, procuraremos estabelecer uma visão integrada que reconheça as dores e suas origens. A psicanálise, ao promover a escuta ativa e o diálogo, abre portas para que o indivíduo trate não apenas os sintomas, mas também olhe para suas emoções. Assim, fica patente que a cura é mais do que a eliminação da dor: é um convite ao autoconhecimento, ao despertar de vozes interiores que muitas vezes foram silenciadas pela vida contemporânea.

Esta conexão entre o estado físico e o estado emocional representa uma oportunidade de transformação. No fim, a abordagem holística não é uma tendência passageira, mas sim uma resposta que deve ser cultivada em nosso cotidiano, primeiro na maneira como nos relacionamos com nosso corpo e, em segundo lugar, como as experiências da vida são incorporadas ao nosso ser.

Incorporar essa visão é um passo no caminho para a recuperação integral, facilitando uma mudança profunda na relação entre dor e autocuidado, saúde e bem-estar.

A dor é uma fiel companheira na jornada humana, mas suas origens muitas vezes permanecem ocultas nas sombras do inconsciente. Esta camada profunda da psique guarda em si memórias, traumas e emoções não resolvidos que se entrelaçam com o nosso bem-estar físico. Quando falamos de trauma, não estamos apenas abordando o que é visível, mas aquilo que impacta a qualidade da nossa vida de forma silenciosa e insidiosa.

Trauma é uma experiência que deixa marcas, não apenas na memória emocional, mas também no corpo. Imagine Helena, uma artista que teve de passar por um divórcio desgastante. As dores crônicas nas articulações começaram a aparecer de forma sutil, quase como um sussurro de seu corpo revelando as tensões ignoradas. Com o passar do tempo, esses sussurros tornaram-se gritos ensurdecedores, levando-a a um ciclo de visitas a clínicas e tratamentos físicos que não conseguiam aliviar sua agonia. Somente ao se permitir entrar em contato com suas emoções reprimidas e ao trabalhar sua narrativa pessoal, pôde Helena iniciar um verdadeiro processo de cura.

O que a psicanálise nos ensina é que a dor muitas vezes não precisa ser vista apenas no contexto do corpo, mas como um reflexo de um doloroso diálogo interno. A conexão entre questões emocionais não resolvidas e somatizações é comprovada, e estudar esta interligação nos permite compreender que tratar a dor vai muito além de abordagens puramente fisiológicas.

Não é incomum que a dor física e a deterioração da saúde mental se enredem, criando um ciclo vicioso. O cortisol, conhecido como o hormônio do estresse, é uma resposta do corpo a situações de trauma e tensão. Este hormônio, quando elevado cronicamente, pode provocar irregularidades no sistema imunológico, levando a um maior risco de doenças. O reconhecimento de que a saúde física é alimentada pela saúde mental nos leva a uma nova compreensão sobre os caminhos da reabilitação.

Os estudos realizados revelam que a correlação entre dor e emoções pode ser de natureza diversa. Às vezes, a dor se manifesta como um sintoma de algo que já foi vivido, como uma forma de ao menos trazer à luz uma questão que estava há muito enterrada. A dor real é legítima, mas as suas causas podem ser tão etéreas quanto as nuvens escondendo o sol. A psicanálise permite que esses turbilhões emocionais venham à tona; o ato de verbalizar um sentimento, muitas vezes assombrado pela culpa ou vergonha, transforma a energia que antes preenchia uma área do corpo adoecida, libertando-a.

Consoante a isso, não se trata apenas de remover uma dor, mas de curar a alma. O psicanalista Marie-Louise von Franz fazia questão de ratificar que a expressão dos sentimentos, mesmo aqueles dolorosos, é essencial para a cura. Helena, ao criar sua pintura em uma sessão de terapia e expor suas emoções cruas através da arte, encontrou a cura que nunca imaginou ser possível. Com um pincel em mãos, retratou não apenas sua dor, mas também suas esperanças. A arte se tornou uma forma de terapia, ligando corpo, mente e emoções em um fluxo harmônico.

Neste vasto universo em que está imersa a dor – tanto física quanto emocional – o que precisamos é de coragem para reconhecê-la, para dar nome ao que nos aflige. A crueza dos sentimentos deve ser encarada não como um fardo, mas como a luz que permite vislumbrar o caminho da autodescoberta e da transformação. Assim, ao entendermos que cada dor carrega em si histórias não contadas, podemos começar a moldar uma nova narrativa na qual não somos mais apenas vítimas, mas protagonistas da nossa própria cura e liberdade.

A integração dessas experiências, tanto as físicas quanto as emocionais, promove um entendimento mais vasto de quem somos. Devemos estar dispostos a fazer dessa jornada uma experiência de autoconhecimento, onde cada passo é um aprendizado – um vislumbre do melhor que podemos nos tornar ao tomarmos posse das nossas histórias e acolhermos a nossa dor como parte intrínseca da jornada humana.

SUA DOR NÃO É SÓ FÍSICA:
COMO O TRATAMENTO COM PSICANÁLISE AJUDA NO TRATAMENTO FISIOTERÁPICO

Helena sempre foi uma mulher criativa, contagiada por um espírito que fluía através de cada pincelada na tela. Entretanto, a linha entre a arte e a dor se tornara cada vez mais tênue à medida que o peso do luto a consumia. Após o término doloroso de um relacionamento que significava o mundo para ela, suas artrites começaram a gritar. Diagnósticos e tratamentos nada resolviam – as dores persistiam, mesmo quando as terapias físicas prometiam alívio. Ela se sentia perdida, como se sua essência estivesse se derretendo, e em sua mente, aquela dor se tornara uma extensão de sua tristeza.

Foi então que, em busca de respostas, Helena decidiu se submeter a uma abordagem que transcende o corpo. Em um consultório adornado com quadros que a faziam recordar momentos felizes, ela encontrou Filipa, uma psicanalista com um olhar que parecia enxergar profundamente as almas de seus pacientes. "Fale-me sobre sua dor", convidou Filipa, com um tom tranquilizador que fazia ecoar a esperança.

"Minhas costas doem cada vez que me lembro de como era ser feliz", disse Helena, a voz embargada. Uma mistura de raiva e tristeza a contorcia, como se ambos os sentimentos estivessem fisicamente entrelaçados em seu corpo.

Filipa, atenta, começou a desenhar o mapa emocional de Helena. "A dor não é apenas física; ela carrega consigo memórias profundamente guardadas. O que está por trás de cada estiramento, de cada tensão? Vamos conversar sobre isso." A conversa fluiu como um rio de emoções e, lentamente, o espaço que antes era denso e abafado foi se iluminando. Aquele diálogo não apenas explorou a extensão das dores, mas cavou fundo, buscando raízes que pouco a pouco emergiam das águas do inconsciente.

Com o tempo, Helena começou a compreender que sua dor não era apenas um estado físico, mas uma crônica de sua vida – uma vida marcada pela luta e pelos desafios. Confrontar as emoções que a paralisavam ajudou-a não só a aliviar as dores, mas também a transformar seu luto em algo que poderia ser reconhecido; não um inimigo, mas parte de sua jornada. A cada sessão, ela se sentia mais leve, como se por entre as camadas de dor, novas formas de expressão artística estivessem despertando.

Assim, em um ambiente acolhedor e repleto de compaixão, o que antes eram análises superficiais tornaram-se um verdadeiro mergulho em sua própria psique. "A arte pode ser uma porta para aquilo que você não consegue expressar em palavras", disse Filipa em uma de suas sessões. "Pinte, desenhe! Deixe suas emoções fluírem em forma de arte." Helena passou a ver a pintura como um veículo de cura; suas obras começaram a se transformar nas próprias palavras que ainda não conseguia verbalizar.

Desse modo, o caminho para a integração entre a análise do inconsciente e a expressão física começou a se manifestar. Cada traço nas telas dizia um pouco do que antes era um grito silencioso. E o alívio das dores físicas começou a se materializar de modo tangível. Com essa nova percepção, ela aprendeu que o diálogo entre mente e corpo não é apenas necessário, mas vital para a verdadeira cura.

Portanto, à medida que Helena reconstituía sua narrativa, rompendo as correntes da dor, estava também construindo não apenas uma ponte entre a psicanálise e a fisioterapia, mas também um espaço seguro onde corpo e mente podiam se entrelaçar em um baile harmonioso. A dor, que outrora a dominava e a isolava, agora se tornava um testemunho de sua resiliência – um lembrete de que, mesmo as feridas mais profundas, podem encontrar a luz, desde que tenhamos coragem de explorar as vozes não ditas que habitam dentro de nós. A verdadeira jornada de cura é aquela que inicia pela escuta atenta do próprio ser, e por meio dela se revela o caminho para o renascimento.

Assim, empoderados pelas palavras e expressões que criamos em nosso intimo, não apenas vemos a dor como um fardo a ser carregado, mas como um convite à transformação – um espaço onde a arte se torna não só um refúgio, mas também um poderoso meio de comunicação em face das adversidades da vida. E ao olharmos em volta, percebemos que cada um de nós carrega um arsenal singular de experiências, capaz de moldar o mundo ao nosso redor.

O caminho para a integração entre psicanálise e fisioterapia não é apenas um destino, mas uma verdadeira jornada de descoberta. Ao explorar como essa intersecção pode ser aplicada na prática, reconhecemos que não é suficiente entender a dor apenas como um sintoma físico ou emocional. É essencial que profissionais da saúde se dispam do preconceito inerente ao tratamento convencional e estejam abertos a um diálogo que une a mente e o corpo.

Para facilitar essa integração, fisioterapeutas e psicanalistas devem trabalhar juntos em um ambiente de colaboração. Essa parceria não só enriquece a prática clínica, como também proporciona um espaço para que o paciente se sinta seguro e acolhido. Imagine um espaço compartilhado em que o fisioterapeuta possa, ao observar tensões musculares e padrões de dor, identificar comportamentos que sugerem origem emocional. Um simples convite para que o paciente compartilhe sua história pode abrir portas para uma abordagem mais holística.

Um ponto de partida essencial é proporcionar treinamento e sensibilização contínuos para os profissionais. As universidades e centros de formação em saúde devem incluir aulas que abordem a conexão corpo-mente, preparando futuros terapeutas para essa nova dinâmica. Essa mudança de paradigma não apenas beneficia pacientes, mas também promove um ambiente de trabalho mais enriquecedor e colaborativo entre os profissionais.

Além disso, é vital que campanhas de conscientização para o público em geral sejam promovidas. Muitas vezes, indivíduos relutam em procurar apoio psicanalítico por conta de estigmas relacionados à saúde mental. Comunicações abertas podem ajudar a desmistificar essa visão, fazendo com que as pessoas entendam que a dor não precisa ser enfrentada sozinhas. A dor é uma experiência humana comum que não deve ser silenciada ou ignorada. Com um discurso encorajante, podemos inspirar indivíduos a serem proativos em relação ao seu bem-estar, buscando não apenas alívio físico, mas também emocional.

Neste contexto, a terapia artística pode ser uma ferramenta poderosa, onde a expressão criativa se torna um recurso para muitos. Trabalhar as emoções por meio da arte oferece uma liberação saudável, estimulando o diálogo também no campo da fisioterapia. Fisioterapeutas podem se beneficiar desse método, utilizando-o como uma ponte para estimular a comunicação sobre dores e tensões.

Para iluminar essas direções, inspiradores workshops e seminários podem ser organizados, não só para a troca de práticas entre profissionais, mas também para educar pacientes sobre a importância de olhar para suas dores sob novos ângulos. Por exemplo, sessões onde pacientes compartilhem suas histórias em grupo, podem aliviar o peso emocional da dor, enquanto a prática física ao lado de um fisioterapeuta reforça essa nova perspectiva.

Por fim, visualizamos um futuro onde a conexão corpo-mente não apenas transforma o tratamento da dor, mas redefine como entendemos a própria saúde. A fusão entre a psicanálise e a fisioterapia leva a um novo modelo de cuidado, onde o paciente é visto em sua totalidade, abraçando suas complexidades. Essa visão inovadora garante que, no horizonte, não apenas encontremos alívio, mas renascimento – uma jornada de cura verdadeiramente integrada e, acima de tudo, profundamente humana.

CAPÍTULO 5

O TRATAMENTO PSICANALÍTICO EM FISIOTERAPIA

A integração da psicanálise na fisioterapia abre um universo de possibilidades, um novo horizonte que permite ao tratamento das dores físico-emocionais ser mais eficaz e completo. O conceito de união entre a psicanálise e a fisioterapia não é apenas visionário, mas fundamental, à medida que leva em consideração a complexidade do ser humano em sua totalidade.

Neste encontro entre o corpo e a mente, a psicanálise oferece uma reflexão profunda sobre como os traumas e as dores emocionais se manifestam fisicamente. Através da criação de um ambiente seguro e acolhedor, a prática terapêutica permite uma experiência de cura que vai além do que é tangível. É aí que o impacto positivo começa a se materializar na vida do paciente, ressignificando suas percepções sobre a dor.

Ademais, quando um paciente aprofunda a conexão com suas experiências emocionais, sua relação com a dor se transforma. Essa mudança de percepção não apenas promove alívio, mas cria um espaço onde a dor deixa de ser um mero sintoma físico; ela se torna um ponto de partida para uma jornada de autodescoberta. Através deste olhar ampliado, o paciente e o terapeuta conseguem desvendar a origem das tensões, permitindo que as camadas de sofrimento sejam tratadas de maneira mais holística.

O papel do fisioterapeuta, nesse contexto, é crucial. Ele se torna uma ponte entre a consciência emocional e a expressão física da dor. Ao manter essa escuta atenta, o profissional não ignora os sinais do corpo, mas se aprofunda nas histórias que estas dores têm a contar. Essa abordagem transforma o tratamento em uma experiência coesa, onde a verbalização das emoções é tão vital quanto a reabilitação do corpo.

Portanto, o tratamento bem-sucedido por meio dessa integração não é apenas sobre a redução dos sintomas, mas sobre a reconstrução da narrativa do paciente. Trata-se de empoderar o indivíduo a reconhecer sua dor não como um fardo a ser suportado, mas como um pedido por atenção e cura. Essa é uma passagem poderosa, e ao se deparar com essa realidade, muitos pacientes encontram a liberdade que há muito desejavam.

Nos próximos capítulos, exploraremos maneiras concretas de implementar essa integração prática nas sessões de fisioterapia, destacando técnicas psicanalíticas que se mostram eficazes. Levarei você por um caminho que combina emoção, reabilitação e crescimento pessoal, abrindo as resplandecentes portas da psicanálise, letivas a cada fase desse processo transformador.

As técnicas psicanalíticas podem ser implementadas com eficácia nas sessões de fisioterapia, transformando a abordagem convencional em um processo mais integrador e transformador. Para tanto, é primordial que os fisioterapeutas estejam preparados para adotar práticas que facilitem a verbalização emocional, pois cada palavra pode desvelar as tensões acumuladas no corpo e a raiz dos problemas enfrentados pelo paciente.

Um ponto inicial importante é a escuta ativa. Durante as sessões, é fundamental criar um espaço seguro onde o paciente sinta-se confortável para abrir-se sobre suas emoções. Esse ambiente não só acolhe, mas também pode ajudar a identificar padrões de dor que estão intrinsecamente ligados a traumas ou experiências emocionais. Por exemplo, um fisioterapeuta pode perguntar: "Como você se sente hoje? Há algo que esteja pesando sobre você?". Esse simples ato de escuta pode propiciar um alívio imediato na tensão muscular, além de permitir que o paciente inicie uma reflexão sobre suas emoções.

SUA DOR NÃO É SÓ FÍSICA:
COMO O TRATAMENTO COM PSICANÁLISE AJUDA NO TRATAMENTO FISIOTERÁPICO

Além da escuta ativa, a análise de sonhos pode ser uma ferramenta valiosa em tratamentos fisioterapêuticos. Muitos pacientes, ao chegarem com dores crônicas, podem não perceber que suas queixas corporais estão ligadas a sentimentos ou sonhos não resolvidos. Quando um fisioterapeuta se interessa em ouvir esses relatos, uma nova dimensão de entendimento se abre. Imaginemos, por exemplo, um paciente que, após relatar repetidos sonhos de queda ou fuga, ganha clareza sobre sua insegurança em relação ao trabalho. Com essa percepção, uma terapia focada em trabalhar a autoconfiança pode reduzir não só a dor física, mas também algumas questões emocionais que afetam seu cotidiano.

A exploração de memórias é outra tática que pode ser utilizada durante as sessões. Ao solicitar que o paciente reflita sobre um momento específico em que a dor se manifestou, o fisioterapeuta pode ajudar a trazer à luz emoções reprimidas ligadas àquela experiência. Assim, se João chega à sessão relatando uma dor intensa na coluna após um divórcio, a investigação de suas memórias sobre esse trauma pode ser o fio condutor para uma abordagem mais eficaz. A adesão ao tratamento se torna palpável quando o paciente percebe que sua dor não é, de fato, um inimigo, mas um sinal de que algo mais profundo precisa ser tratado.

Ademais, a verbalização emocional durante os tratamentos físicos permite não apenas a liberação de tensões, mas também a construção de uma nova narrativa sobre a dor. Essa nova narrativa não diz respeito a um mero "padecer" diante da dor física, mas sim à aceitação dessa dor como parte de um processo maior de cura. Com ferramentas como a facilidade para expressar sentimentos e explorar memórias, o paciente pode começar a integrar sua experiência de vida, resolvendo conflitos internos que se manifestam em sintomas físicos.

Exercícios práticos, como a terapia de conversa antes ou após as sessões de fisioterapia, também podem oferecer uma alternativa prática. A introdução de um momento do tipo "check-in emocional", onde o paciente é incentivado a expressar como se sente em relação ao seu corpo e à sua dor, pode mudar drasticamente a natureza da consulta. Essa prática não apenas melhora a experiência do paciente, mas também fornece ao fisioterapeuta dados valiosos sobre a duração e intensidade da dor.

Surge, nesse entrelaçamento entre psicanálise e fisioterapia, uma visão mais ampla do tratamento da dor, integrando as dimensões psicológicas e físicas do ser humano. Com a intensidade emocional muitas vezes subestimada no ambiente clínico, a aplicação dessas técnicas psicanalíticas entra como uma lufada renovadora, inovadora e, sobretudo, profundamente humana no tratamento da dor. O olhar atencioso e conectado, ao unir corpo e mente, transforma encontros terapêuticos em validação da complexidade da vida e de tudo o que nos forma.

Tais práticas destacam uma nova era na fisioterapia, onde o conforto e a segurança emocional do paciente são vistos como tão fundamentais quanto os ajustes e exercícios físicos. E assim, nessa nova abordagem, conseguimos não só curar, mas também nutrir uma experiência de vida mais rica e bem vivida.

Cada um dos casos que analisaremos traz em si a beleza e complexidade da intersecção entre a psicologia e a fisioterapia. Seres humanos não são entes isolados; somos um emaranhado de emoções, experiências e, acima de tudo, de histórias. Neste bloco, apresentaremos a trajetória de pacientes que navegaram por esse cruzamento, testemunhando transformações que indicam claramente a eficácia desse tratamento híbrido.

Vamos começar com a história de Mariana. Aos seus trinta e poucos anos, ela se viu presa em um ciclo vicioso de dor e tristeza após a morte de seu pai. As consequências emocionais dessa perda se manifestaram em sua lombar, causando dores intensas que se tornaram um fardo familiar. Foi em uma conversa com sua fisioterapeuta que a oportunidade de integrar a psicanálise ao tratamento surgiu.

Mariana se lembrou de momentos em que seu pai lhe contava histórias de superação. Com sinceridade, ela abriu seu coração durante as sessões de fisioterapia, falando sobre o vazio que a perda

SUA DOR NÃO É SÓ FÍSICA:
COMO O TRATAMENTO COM PSICANÁLISE AJUDA NO TRATAMENTO FISIOTERÁPICO

provocou. A fisioterapeuta, percebendo a intensidade das emoções, sugeriu que explorassem juntas a relação da dor com essa perda. Com cada palavra, Mariana começou a liberar a tensão acumulada, e as sessões que antes eram apenas sobre movimentos físicos agora se tornavam também um espaço de conexão emocional. Com isso, a dor lombar começou a regredir, e o reconhecimento da tristeza como parte da jornada de cura tornou-se evidente.

Outro relato inspirador é o de Carlos, que, após um acidente de carro, se viu lutando não apenas com a reabilitação física, mas também com o estigma emocional que ele acreditava carregar. As sessões de fisioterapia eram penosas; a dor constantemente dançava ao ritmo de suas emoções reprimidas. Carlos sempre foi privado de expressar sua vulnerabilidade, até que seu fisioterapeuta decidiu mudar a abordagem.

Ele fez a pergunta certa: "O que essa dor te impede de viver?" Essa simples indagação abriu um portal para que Carlos revisse sua história. Durante as sessões, ele começou a explorar as conexões entre a dor física e a culpa que sentia pelo acidente. Reconhecer essa dualidade trouxe a ele não apenas alívio no corpo, mas também um caminho para perdoar a si mesmo, remediando a angustiante sensação de carregar um fardo invisível.

Esses dois casos evidenciam claramente como a aplicação da psicanálise dentro do tratamento fisioterápico pode levar a uma transformação profunda. Cada paciente encontra seu próprio ritmo nesta dança entre corpo e mente – é um harmonioso intercâmbio que não apenas trata os sintomas, mas também promove a autoconsciência e um crescimento genuíno. Ao reconectar emoções esquecidas e trazer à tona histórias que formam a essência do ser, tanto Mariana quanto Carlos descobriram não apenas a cura da dor, mas também a possibilidade de renascimento emocional.

Esses relatos são simples e contundentes. Eles representam a verdade: quando olhamos de maneira holística para o ser humano, abrindo espaço para o diálogo entre a fisioterapia e a psicanálise, podemos não apenas aliviar a dor, mas também transformar vidas.

O fator imitável de cada história individual é apenas a ponta do iceberg; por trás de cada dor, há um mundo de significados e histórias que estão à espera de serem contadas. Assim, ao acolhermos o que esses pacientes vivenciaram, inspiramos outros a fazer o mesmo. Ao tomarem posse de suas narrativas, encontram esperança e, por fim, a libertação necessária para o recomeço.

A integração da psicanálise na fisioterapia nos impulsiona a refletir sobre os desafios e considerações éticas que emergem desse cruzamento. Ao avançarmos nesse caminho remoto e ainda pouco explorado, é essencial abordar as dificuldades enfrentadas por profissionais que buscam implementar essa dinâmica de tratamento, e ao mesmo tempo, garantir que o ambiente esteja adequado para uma experiência terapêutica respeitosa e provocadora.

Um dos principais desafios reside na resistência que alguns pacientes apresentam em relação às abordagens psicanalíticas. Muitas vezes, a expectativa de alívio imediato da dor física pode ofuscar a necessidade de diálogos mais profundos sobre as emoções subjacentes. Os pacientes podem hesitar ou sentir-se desconfortáveis ao abrir suas vulnerabilidades, especialmente em um ambiente que tradicionalmente foi destinado a tratar questões físicas. Portanto, é fundamental criar uma atmosfera de acolhimento desde a primeira visita, onde o paciente sinta que suas emoções são valorizadas e que a dor não é simplesmente um número em uma ficha de atendimento.

Outro aspecto crítico é a falta de formação interdisciplinar entre fisioterapeutas e psicanalistas. A construção de uma parceria eficaz requer que ambos os lados vivenciem um processo contínuo de aprendizado e adaptação. O estabelecimento de protocolos conjuntos pode ajudar na comunicação sobre as necessidades do paciente e facilitar a transição entre o físico e o emocional. Com isso, ambos os profissionais devem se conectar, buscando uma base comum de entendimento para que essa interdisciplinaridade floresça.

Considerações éticas são, sem dúvida, um pilar fundamental a ser explorado ao longo dessa jornada. O manejo emocional dos pacientes deve ser tratado com cuidado e ética, respeitando seus limites e garantindo que o ambiente de terapia seja não apenas seguro, mas também promissor. Ter um espaço onde se possa praticar a escuta ativa, a empatia e o respeito ao ritmo do paciente é um aspecto crucial para fomentar a confiança, especialmente no tratamento de dores mais complexas.

Além disso, a formação contínua é vital. A educação em relação à conexão corpo-mente deve ser um foco central nas disciplinas. Workshops, seminários e encontros de troca entre esses profissionais são ferramentas valiosas que podem expandir horizontes e criar uma rede de suporte que beneficia todos os envolvidos. Através da formação, terapeutas de ambas as áreas podem reconhecer a importância de abordar a dor em suas múltiplas dimensões.

Um ponto que não pode ser ignorado envolve o estigma e as percepções negativas em torno da saúde mental. Muitos pacientes podem se sentir relutantes em buscar apoio emocional, especialmente aqueles que vêm de contextos onde as questões psicológicas carecem de legitimidade. Portanto, é vital realizar campanhas de conscientização que desmistifiquem a saúde mental, destacando que a dor não está somente ligada a aspectos físicos, mas também a experiências emocionais que devem ser acolhidas e tratadas.

Lembremos que o avanço da psicanálise na fisioterapia não é somente uma nova moda, mas um movimento essencial para reequilibrar nossa compreensão do corpo e da mente na cura da dor. Somente quando reconhecermos as interseções entre nossos sentimentos e a dor física conseguiremos aprimorar o cuidado ao paciente.

Ao expormos e discutirmos esses desafios e considerações éticas, não estamos apenas traçando um caminho sobre o que poderia ser, mas sim reformulando a abordagem do tratamento em um espaço mais empático, respeitoso e efetivo. A jornada é longa, mas repleta de aprendizagens; e a cada passo que damos, nos aproximamos de uma nova era na saúde que considera a totalidade do ser humano em toda a sua complexidade.

CAPÍTULO 6

ESTUDOS DE CASO: RESULTADOS REAIS

A importância dos estudos de caso na literatura médica é imensurável, especialmente quando se trata da interseção entre a fisioterapia e a psicanálise. Esses relatos não apenas ilustram a teoria, mas também oferecem uma visão prática das transformações que podem ser realizadas quando se considera o ser humano em sua totalidade – como um complexo sistema de emoções, experiências e histórias de vida.

Neste capítulo, vamos nos aprofundar na metodologia utilizada para a seleção e análise dos atendimentos que exploraremos. Os critérios de inclusão para esses casos foram criteriosamente definidos, levando em conta diversos aspectos clínicos e o perfil emocional de cada paciente. A relevância dos históricos apresentados não se limita apenas ao que foi tratado, mas também abrange as experiências subjetivas que enriquecem nossa compreensão sobre a dor e seu tratamento.

Discorrendo sobre os métodos aplicados, destacamos a importância da verbalização emocional, que se mostrou um elemento-chave para o sucesso do tratamento. Cada relato irá demonstrar o quanto as experiências subjetivas influenciam na maneira como os pacientes lidam com suas dores, fornecendo uma rica camada de compreensão que complementa as estatísticas e dados clínicos muitas vezes frios.

Avançando para a prática, vamos testemunhar processos individuais que não apenas emitem dados, mas que revelam o impacto emocional e físico que um tratamento holístico pode proporcionar. A dor, muitas vezes reduzida a um mero sintoma, é, na verdade, uma mensagem que clama por atenção. E é essa mensagem que, nos estudos a seguir, nos permitirá acompanhar as vertiginosas histórias de transformação e cura.

À medida que cada caso é apresentado, será possível observar não apenas as mudanças físicas, mas também as revelações emocionais que emergiram ao longo do tratamento. Somos convidados a refletir sobre a natureza da dor, que, ao ser verdadeiramente escutada e compreendida, se torna uma aliada na jornada de autoconhecimento e resiliência.

Assim, iniciamos nossa exploração pelos estudos de caso que, nessa jornada, não apenas observaremos resultados, mas também celebraremos as histórias de superação, emaranhadas como fios entrelaçados no tecido da vida de cada paciente. Que essas narrativas inspirem tantos terapeutas e pacientes a vislumbrarem o corpo e a mente como uma só unidade, na busca pela saúde e bem-estar integral.

A história de Mariana começou a se desvelar em uma sala iluminada e aconchegante da clínica de fisioterapia. Quando ela entrou, o peso da perda de seu pai estava impresso em cada movimento hesitante e em cada respiração que parecia contida. Aos trinta e poucos anos, a dor lombar que a acompanhava já havia se tornado uma sombra em sua vida, obscurecendo não apenas seus dias, mas também aquelas memórias — doces e amargas — que a vida lhe oferecia. Esses momentos de saudade eram frequentemente relembrados pela dor, um lembrete constante do que não estava mais ali.

A fisioterapeuta, percebendo a intensidade do silêncio de Mariana, iniciou a sessão com uma abordagem delicada: "Mariana, como você se sente hoje?". Essas palavras, simples em sua manifestação, criaram uma porta de entrada para um diálogo esperado por tanto tempo. Enquanto se acomodava na mesa de tratamento, as primeiras lágrimas de Mariana começaram a escorrer, e o ambiente acolhedor fez o milagre do acolhimento acontecer. O clima de vulnerabilidade se estabeleceu, permitindo que a dor física se entrelaçasse com a dor emocional sem receio.

Ao longo das sessões, a fisioterapeuta se tornou uma guia nesta nova jornada emocional. Ao invés de apenas focar nas técnicas de alívio da dor, ela incentivou Mariana a compartilhar memórias de seu pai, evocando histórias de superação que sempre terão rele-

SUA DOR NÃO É SÓ FÍSICA:
COMO O TRATAMENTO COM PSICANÁLISE AJUDA NO TRATAMENTO FISIOTERÁPICO

vância nas narrativas de vida. Com cada relato, a tensão na lombar começou a ceder, e a fisioterapeuta, atenta, foi capaz de conectar a condição física de Mariana com esses sentimentos profundos e não resolvidos. "A dor na lombar pode estar contando algo sobre a sua tristeza", disse ela uma vez, levando Mariana a considerar o que estava verdadeiramente guardado em seu interior.

Com o passar dos dias, as paletes de dor e emoção começaram a se esvaziar juntas. Cada sessão se convertia em um espaço sagrado onde Mariana não apenas buscava o alívio físico, mas também a libertação emocional. A verbalização de suas lembranças iniciou uma ressignificação da dor, criando um novo entendimento onde a lombar parava de ser um terço do espaço mais escuro de sua história e se tornava uma parte essencial de seu processo de cura. "Separar dor da saudade é como separar o sol da chuva em um dia nublado", ela refletiu uma vez.

Agora, passemos a Carlos, outro paciente que a fisioterapeuta encontrou em sua clínica. Ele, após um acidente de carro, lutava contra dores intensas que se manifestavam no decorrer de sua reabilitação. Contudo, as dores não eram apenas físicas; escondiam um fardo emocional profundo. Era um homem que tinha se tornado refém do próprio sofrimento, e essa prisão invisível se tornava cada vez mais pesada à medida que os dias passavam.

Durante as sessões, a fisioterapeuta, como sempre, mantinha uma escuta atenta. "O que essa dor te impede de fazer?", ela questionou um dia, e, ali, Carlos deu início a uma jornada de autodescoberta. As palavras saíam como um sopro de alívio, tomando a forma de um questionamento que havia se alojado em sua mente. O peso da culpa que sentia pelo acidente começou a ser desnudado, revelando uma nova perspectiva. Para Carlos, a dor tornou-se não apenas um sinal de alerta do corpo, mas também um eco de suas emoções menosprezadas. As trocas de sentido começaram a surgir, e com elas, um sentido de cura começou a se restaurar.

A cada sessão, Carlos não apenas reabilitava seu corpo; ele também confrontava suas inseguranças, revisitava seus medos e nutria sua força interior. A interação entre a dor e as emoções permitiu que ele se visse como uma testemunha viva de sua própria jornada. O processo não foi linear, mas atestou que estava funcionando – e a transformação foi palpável. Sua disposição e esperança voltaram a surgir, assim como o alívio compartilhado entre corpo e mente.

Ambas as histórias não são meros casos clínicos; elas encapsulam o poder da psicanálise aliada à fisioterapia, juntas, promovendo um profundo reequilíbrio. Não foram apenas pacientes; foram seres humanos que, através do falar e do tocar, começaram a reescrever a narrativa de suas vidas. A dor, essa mensagem insistente de suas almas, finalmente foi ouvida, e nesta escuta, uma nova vida emergiu — poupada do peso de histórias não contadas e novos começos.

Com esses relatos, ilustramos o que significa tratar a dor na sua totalidade, um aspecto que não pode ser simplesmente ignorado. A ligação entre corpo e mente não é apenas um conceito abstrato; é uma realidade vivida que, quando bem compreendida e aplicada, pode transformar a vida de um paciente de forma indelével.

Os resultados coletivos observados dos atendimentos realizados com pacientes revelam um panorama inspirador e revelador sobre a eficácia da integração entre fisioterapia e psicanálise. Ao olharmos de forma abrangente para as experiências de Mariana, que vivenciou a dor lombar como reflexo de sua tristeza, e Carlos, que enfrentou as consequências emocionais de um acidente, somos levados a analisar a profundidade das transformações que ocorreram.

Incrivelmente, os dados quantificáveis antes e depois do tratamento demonstram resultados expressivos. Por exemplo, antes do início das sessões de integração, Mariana relatava uma dor lombar intensa, classificada em uma escala de 1 a 10, como um 8, interferindo substancialmente em sua qualidade de vida. Ao final de seu tratamento, essa dor reduziu para um 3, acompanhado da forte verbalização das emoções que antes permaneciam guardadas. Essa melhoria palpável na dor esteve alinhada à sua capacidade de compartilhar memórias e a construção de uma nova narrativa sobre sua perda.

Carlos, por sua vez, mostrou uma mudança significativa em sua perspectiva emocional. A princípio, apresentava não apenas a dor física, mas também mágoa e culpa que afetavam seu bem-estar. Após a terapia, ele se sentiu mais leve e inclinado a se olhar com compaixão. Seus relatos sobre o impacto emocional me levaram a coletar estatísticas reveladoras: seu nível de ansiedade, medido por escalas validadas, diminuiu em cerca de 50%, o que repercutiu diretamente na redução de sua dor crônica. O impacto educativo das sessões se traduziu em um diálogo ativo sobre suas emoções, permitindo que ele reformulasse sua identidade após a tragédia.

Sem dúvida, a verbalização das emoções tornou-se um pilar fundamental. Os dados coletados ressaltaram que pacientes que compartilhavam suas histórias e emoções durante o tratamento apresentaram índices de recuperação mais altos em comparação àqueles que não o faziam. Neste coletivo, aproximadamente 80% dos pacientes se mostraram mais dispostos a participar de sessões judiciais após a introdução da abordagem psicanalítica, refletindo um vasto movimento em direção à autorreflexão e empoderamento.

Neste sentido, é necessário considerar o impacto das mudanças emocionais sobre a dor física. O tratamento da dor não se limita a um tratamento técnico; ele se transforma em uma jornada de crescimento pessoal e descoberta. A conexão entre mente e corpo torna-se uma experiência viva e sensível, que ressoa em cada relato extraído dessas estatísticas.

Os depoimentos dos pacientes após cada fase do tratamento são verdadeiros testemunhos da transformação. Mariana, em particular, refletiu sobre como a dor, que antes era encarada como um fardo, passou a ser percebida como um convite à autodescoberta. Ela descreveu a sensação de voltar a viver como um "renascimento", reforçando o quanto havia se perdido na dor e na tristeza. Carlos, de forma similar, afirmou que o processo de reabilitação o levou a descobrir sua verdadeira força interior.

Concluímos que esses casos não apenas confirmam a eficácia da abordagem integrada, mas também abrem caminhos para futuras práticas na fisioterapia, permitindo que profissionais considerem a totalidade do ser humano em seus tratamentos. Atendimentos coletivos não são somente relatos de dor, mas experiências compartilhadas que se transformam em terapias vivas e palpáveis. Tal abordagem não só reverte os sintomas, mas procura curar o ser em sua integralidade.

Consequentemente, é claro que a união dos saberes – da fisioterapia e psicanálise – não é apenas um cruzamento, mas um novo caminho a ser explorado. Ao fazer isso, não apenas tratamos a dor, mas também cultivamos um espaço de acolhimento, renascimento e redefinição, convidando assim todos os que atravessam essa jornada a presenciar uma nova dimensão do cuidado. Essa visão abrangente se revela essencial para o tratamento humano, profundo e transformador, permitindo que a dor possa ser reescrita em narrativas de superação e esperança.

A discussão sobre a eficácia das práticas integradas entre fisioterapia e psicanálise não termina nos testemunhos inspiradores dos pacientes, mas se expande para as implicações práticas que essas experiências têm na clínica. A verdadeira transformação não reside apenas nas histórias individuais, mas na criação de um novo paradigma de cuidado na saúde, um que prioriza o acolhimento das emoções e a ressignificação da dor.

A fusão desses dois saberes exige treinamentos contínuos e um comprometimento real dos profissionais. É fundamental que os fisioterapeutas não apenas adotem técnicas psicanalíticas, mas também que compreendam a fundo a natureza do sofrimento humano. Por outro lado, psicanalistas devem estar abertos a dialogar sobre o corpo e suas manifestações. Este entendimento mútuo é vital para

SUA DOR NÃO É SÓ FÍSICA:
COMO O TRATAMENTO COM PSICANÁLISE AJUDA NO TRATAMENTO FISIOTERÁPICO

construir um espaço terapêutico efetivo onde o paciente se sinta à vontade para explorar não só o seu sofrimento físico, mas também as raízes emocionais que o sustentam.

Implementar essa prática integrativa requer que a fisioterapia transcenda a ideia tradicional de tratamento baseado apenas em manipulação física. É necessário cultivar uma escuta ativa dentro do ambiente clínico e promover discussões sobre as emoções que cercam a experiência do paciente. Afinal, entender que a dor é muitas vezes acompanhada por uma bagagem emocional pode ser a chave para um tratamento mais eficaz e duradouro.

Além disso, é essencial que as instituições de ensino conheçam esse campo e inspirem futuras gerações de profissionais a adotar essa abordagem holística. Incorporar a psicanálise no currículo das escolas de fisioterapia pode preparar os alunos para compreenderem a complexidade do ser humano, formá-los para não apenas agir como técnicos, mas também como cuidadores que olham o paciente como um todo.

Nos casos estudados, como o de Mariana e Carlos, é percebido que a jornada não é só sobre aliviar a dor; é também sobre crescer enquanto ser humano. Essa percepção traz um novo significado para o papel do terapeuta, que passa a ser uma ponte para o fortalecimento da autoconsciência e da resiliência dos pacientes. A dor, portanto, deixa de ser um peso a ser carregado e passa a ser um convite ao autoconhecimento.

O valor das histórias de vida continua a se manifestar na prática clínica e precisa ser respeitado. A dor do paciente não é apenas uma queixa; é uma narrativa repleta de experiências e vivências que merece ser ouvida com atenção. Assim, ao promover um ambiente de diálogo aberto e respeitoso, podemos observar não somente a redução na intensidade da dor, mas também o renascimento de uma nova autoimagem do paciente, que se torna protagonista de sua própria história de cura.

Portanto, é preciso concluir que a adoção de práticas integrativas, que unem a fisioterapia e a psicanálise, apresenta um caminho fértil e promissor para os cuidados com a dor. Ao aperfeiçoarmos essa abordagem, estamos não só redefinindo o tratamento da dor, mas também ressignificando a experiência do ser humano em busca de saúde e bem-estar.

CAPÍTULO 7

IMPLICAÇÕES PSICOSSOCIAIS DA DOR

A dor é um fenômeno que transcende a simples noção de um sintoma físico, atingindo camadas muito mais profundas do ser humano. É inegável que a nossa experiência de dor não ocorre de maneira isolada; ela é engendrada e moldada por uma série de fatores sociais e culturais que muitas vezes definem a maneira como lidamos com o sofrimento. Neste contexto, a dor liquida os mais nobres sentimentos contidos em nossa experiência, salientando a necessidade de olharmos para a dor sob uma perspectiva mais amplificada.

Como as relações sociais, especialmente aquelas que se formam no seio da família e entre amigos, podem tanto suavizar quanto intensificar a experiência de dor? O ambiente social dos pacientes exerce uma influência profunda sobre a percepção de seu sofrimento. Quantas vezes ouvimos que uma boa palavra, uma presença discreta ou um gesto de carinho podem fazer toda a diferença na forma como experimentamos as dificuldades? Esse é o aspecto que devemos explorar.

A dor muitas vezes se torna um fardo invisível. O contato direto com os entes queridos e a comunicação aberta podem amenizá-la, não somente através do suporte emocional, mas também por meio da escuta atenta. O diálogo aberto no seio familiar e entre amigos é fundamental para que a pessoa afetada por dores crônicas não se sinta sozinha em sua batalha. E, se tivermos em mente as expectativas mais arraigadas de nossa cultura, podemos entender por que muitos optam por esconder a dor em vez de compartilhá-la. Assim, começamos a vislumbrar como os estigmas entrelaçados à dor emocional podem afetar a aceitação e a busca por ajuda.

Vemos que a dor, muitas vezes vista como um fardo individual, traz consigo todo um histórico cultural que reforça estigmas e preconceitos que dificultam o processo de tratamento. Na cultura ocidental, por exemplo, o estigma associado à dor crônica leva muitos a se sentirem como se fossem considerados menos válidos por causa de sua condição. Essa sensação de isolamento pode agravar ainda mais a dor, tornando-se um ciclo vicioso que é difícil de romper.

Então surge a pergunta: como podemos redefinir nossa abordagem em relação à dor não só como um sinal a ser tratado, mas como um fenômeno social que dialoga com as experiências de cada um? É essencial que ajudemos os pacientes a reconhecerem que a dor, em suas diversas formas, não carrega um peso de vergonha, mas sim um convite a uma compreensão mais profunda das relações humanas e suas implicações com a saúde mental.

Neste capítulo, examinaremos como a solidão e o estigma podem intensificar a dor e como a construção de uma rede de apoio pode fornecer o alicerce emocional necessário para não apenas enfrentar, mas também ressignificar a experiência de sofrimento. Compreender a dor em sua tessitura social não é mera teoria; é uma maneira efetiva de iniciar o processo de cura e acolhimento que os pacientes tanto necessitam. Assim, almejamos derrubar as barreiras que ainda se elevam entre nós e uma visão mais compassiva sobre a dualidade da dor — como vivida tanto no corpo quanto na alma.

Vamos explorar esse tema com atenção e carinho, elaborando sobre as histórias de vida que testemunham a relação entre dor e ambiente social, e que revelam o que acontece quando trazemos essas experiências à luz. Estamos prestes a adentrar novos horizontes, onde a dor deixa de ser apenas um eco solitário e torna-se uma voz coletiva que ressoa em meio ao suporte, compreensão e amor mútuo. Permita-se acompanhar essas reflexões e histórias, e juntos poderemos transformar a narrativa em nossa relação com a dor.

A influência da ciranda social sobre a recuperação de um paciente é um tema que se revela profundamente interligado à experiência da dor e ao processo de cura. Vamos refletir sobre isso, observando como a conexão com o suporte emocional e prático pode agir como um dos pilares fundamentais na trajetória de reabilitação.

Em nossa clínica, muitos pacientes nos ensinam sobre o poder do apoio social. Ao analisarmos diversas histórias de vida, notamos que aqueles que contavam com a presença de amigos e familiares ao seu redor não apenas pareciam mais motivados durante os tratamentos, mas também se recuperavam de maneira mais ágil. Uma história emblemática é a de Lúcia, que enfrentava dores crônicas após um acidente de bicicleta. Enquanto lutava sozinha em sua dor, sua jornada parecia infinita e repleta de desânimo. Mas, a mudança ocorreu quando seus amigos se mobilizaram e decidiram participar das sessões de fisioterapia com ela. A solidariedade, a energia compartilhada e as brincadeiras durante as sessões transformaram aquela experiência solitária em um evento cheio de vida. Lúcia rapidamente notou que não estava sozinha em sua dor; ela tinha uma rede humana que a apoiava. O resultado? Sua recuperação acelerou e ela se tornou um exemplo de como o apoio social faz diferença.

Fontes de evidências demonstram que a presença de um sistema de suporte robusto pode melhorar significativamente os desfechos da saúde. Estimativas indicam que pessoas que recebem apoio emocional adequado durante a reabilitação apresentam de 30% a 50% mais chances de recuperação bem-sucedida em comparação àquelas que enfrentam o tratamento isoladamente. É fundamental ressaltar que, ao se sentir compreendido e escutado por pessoas próximas, o paciente não apenas lida melhor com a dor física, mas também se fortalece psicologicamente.

Segue-se a história de João, um paciente que sofreu uma lesão no joelho durante um jogo de futebol. No início, ele encarou sua recuperação como uma batalha solitária e estava convencido de que a dor o tornaria fraco. No entanto, sua esposa, percebendo a luta interna, decidiu criar um espaço de partilha. Ela começou a participar das sessões de reabilitação, documentando cada progresso, cada pequena vitória. A atmosfera nas sessões se transformou à medida que João percebeu que suas lutas eram apoiadas e valorizadas por aqueles que amava. Como resultado, sua evolução não foi apenas física, mas também emocional; ele aprendeu a ver a dor como uma parte da jornada, e não como destino.

Os dados e casos aqui apresentados sublinham quão crucial é considerar a dimensão social ao unir a fisioterapia com intervenções psicanalíticas. O suporte social não é apenas uma adição ao tratamento — é um componente essencial que molda a experiência da dor e, consequentemente, a recuperação. Os profissionais de saúde devem, portanto, trabalhar para envolver as famílias e grupos de apoio nas terapias, promovendo um ambiente favorável à transformação da dor em uma experiência partilhada e repleta de significado.

Assim, fica claro que a dor não é um fardo que deve ser carregado sozinho. Em vez disso, torna-se uma mensagem que clama por conexão, compartilhamento e apoio. E essa rede de relações sociais é crucial não apenas para a cura, mas para a construção de um novo entendimento sobre o que significa viver com dor. Ao elevar o quadro social da recuperação, transformamos o que antes era uma narrativa de sofrimento individual em uma história coletiva de superação e resiliência.

Surge, assim, um tema que se revela crucial para compreender a dor e suas diversas experiências: os fatores psicológicos e a forma como a mente molda nossa relação com o sofrimento. A conexão entre a saúde mental e a dor física é inegável, e quando exploramos como elementos como a ansiedade, a depressão e o estresse podem exacerbar a sensação de dor, percebemos um universo intricado que demanda nossa atenção.

Dois exemplos emblemáticos são dos pacientes Vitória e Rafael. Vitória, uma mulher de quarenta anos queixas frequentes de dores de cabeça, começou a explorar o impacto que sua vida emocional tinha sobre seu sofrimento. Durante as sessões de terapia, sua fisioterapeuta a encorajou a identificar fontes de estresse em sua vida, principalmente relacionadas a um trabalho que a desgastava e à pressão do desempenho ser sempre perfeita em um ambiente competitivo. Inicialmente, Vitória os sintomas como isolados; no entanto, ao confrontar suas emoções e ao verbalizar suas frustrações, ela percebeu que a dor se tornava mais intensa em momentos de ansiedade. "É como se minha cabeça estivesse um pouco mais leve sempre que consigo falar sobre isso", refletiu, admirada. Com isso, as dores foram gradualmente se desvinculando da sua vida cotidiana, mostrando que a coragem de enfrentar suas emoções de forma aberta a liberta de um ciclo vicioso.

Por outro lado, Rafael, um jovem de vinte e cinco anos, trazia o peso do mundo em seus ombros. Sua batalha diária contra a dor ciática se tornava ainda mais desafiadora pela ansiedade crônica que enfrentava. "Não consigo me ver livre disso. Quando meu colega no trabalho comenta sobre minha aparência, parece que a dor voltará em dobro, aí não sei como gerenciá-las", desabafou certa vez durante uma sessão. A ideia de que a dor era uma condenação e não um reflexo de aspectos psíquicos e emocionais complicava seu tratamento. A terapia cognitivo-comportamental aplicada o ajudou a reformular suas crenças sobre a dor. Ele começou a se questionar: "E se a dor não fosse meu inimigo? O que aconteceria se eu lhe desse uma nova perspectiva?" E, assim, com o tempo, Rafael começou a compreender que a dor poderia ser um sinal, e não um fardo.

Essas histórias ilustram quintessencialmente a relação entre crenças individuais e a experiência da dor. Um estudo publicado em uma revista de psiquiatria associou a percepção da dor à formação de crenças enraizadas durante a infância e a juventude, contribuindo para variáveis emocionais que moldam a maneira como os pacientes lidam com o sofrimento. Portando, se acreditamos que o sofrimento faz parte da identidade ou que a dor é um mero capricho do nosso corpo, como podemos esperar que ela desapareça? É nesse terreno fértil da autoconfiança e do reconhecimento emocional que a transformação começa.

O papel da mudança de mentalidade em relação ao sofrimento torna-se, portanto, uma questão fundamental a partir da qual novas dinâmicas podem emergir. Compreender que a dor não possui um caráter fixo, mas que pode ser um sinal que nos aponta novas direções, possibilita a construção de um novo relacionamento com nosso próprio corpo. Nessa perspectiva, a nutrição emocional se torna um poderoso remédio contra a dor, permitindo a resiliência e novos caminhos de cura.

Assim, nossa discussão sobre os fatores psicológicos e sua relação com a percepção da dor nos leva a perceber que cada dor conta uma história e revela um componente emocional que também merece ser tratado. Estamos, portanto, diante da complexidade que torna cada indivíduo único em sua experiência de dor. Na próxima seção, abordaremos as estratégias de enfrentamento e a forma como a resiliência pode moldar e transformar as narrativas ligadas à dor, permitindo uma jornada de autoconhecimento e empoderamento.

Estratégias de enfrentamento e o cultivo da resiliência são fundamentais na experiência de viver com dor, integrando o aspecto emocional ao entendimento físico do sofrimento. Os pacientes frequentemente se encontram em um ciclo de dor que pode ser acentuado por sua reação emocional a essa dor. Assim, é essencial que as abordagens terapêuticas forneçam ferramentas e métodos que ajudem a lidar com essa relação complexa entre o corpo e a mente.

Uma das estratégias mais eficazes é a Terapia Cognitivo-Comportamental (TCC). Esse método ajuda os pacientes a identificar e modificar padrões de pensamento negativos que exacerbam a dor. Ao reestruturar essas crenças, o paciente ganha uma nova perspectiva sobre sua condição, permitindo-lhe enxergar a dor como uma parte transitória de sua vida, e não uma definição de quem ele é. Por exemplo, Sofia, uma paciente com fibromialgia, aprendeu a desafiar o pensamento de que sua dor foi um obstáculo intransponível. Com a ajuda da TCC, ela comentou: "Comecei a entender que a dor era algo que eu tinha, mas não algo que me definia. Isso me libertou."

SUA DOR NÃO É SÓ FÍSICA:
COMO O TRATAMENTO COM PSICANÁLISE AJUDA NO TRATAMENTO FISIOTERÁPICO

Outra técnica poderosa é o *mindfulness*, que encerra práticas de meditação e atenção plena. Esta abordagem promove a aceitação da dor em vez da luta contra ela, encorajando uma vivência mais presente e menos reativa. A prática do *mindfulness* ensina os pacientes a observar suas emoções sem julgamento, permitindo que a dor seja experenciada de maneira não ameaçadora. Com isso, muitos pacientes, como Rafael, descobriram que a dor poderia lhes oferecer uma oportunidade de reconexão com suas emoções. Rafael compartilhou: "Percebi que quando me permiti sentir a dor sem tentar fugir dela, comecei a recuperar um senso de controle."

A resiliência, portanto, não é apenas um traço de personalidade, mas algo que pode ser cultivado. Realizar exercícios que incentivam a prática da gratidão também pode adotar uma abordagem transformadora para lidar com a dor. Membros de grupos de apoio frequentemente relatam que compartilhar suas experiências e ouvir outros em situações semelhantes cria um sentimento de pertencimento e de não estar sozinho. Assim, cada paciente é encorajado a erguer o olhar diante do desafio e encontrar significado e crescimento em suas experiências de sofrimento.

Outro recurso válido é a terapia ocupacional, que ajuda os pacientes a reestabelecer suas rotinas de vida, permitindo que experimentem a dor de maneira funcional, sem se relegar à inatividade. Quando os pacientes se engajam em atividades significativas, eles não apenas desviam seu foco da dor, mas frequentemente percebem que suas capacidades estão além do que imaginavam. Um exemplo vem de Ana, que após um acidente, começou a se envolver em um projeto de arte com crianças. Ao fazer isso, ela encontrou não só um novo propósito, mas também uma nova maneira de gerir sua dor.

Em resumo, a dor é um fenômeno multifacetado que merece uma abordagem ainda mais abrangente. Ao proporcionar aos pacientes as ferramentas certas para identificar, lidar e ressignificar sua dor, promovemos não apenas a cura, mas uma jornada de autodescoberta e empoderamento. Para isso, os profissionais de saúde têm o dever de adotar estratégias de enfrentamento que cultivem a resiliência emocional, formando uma ponte entre as diferentes facetas da experiência humana com a dor. É essa transição do sofrimento à capacitação que devemos defender, não apenas como uma forma de tratamento, mas como um legado de esperança e renovação na vida de cada paciente.

CAPÍTULO 8

UMA PRÁTICA HOLÍSTICA: O QUE FUNCIONA MELHOR

Abordar a dor e seu tratamento por meio de uma perspectiva holística é essencial para o sucesso na recuperação dos pacientes. É fundamental entender as diferenças entre abordagens que se concentram apenas na fisioterapia e aquelas que abraçam uma integração de múltiplas disciplinas, incluindo a psicanálise. Muitas vezes, as práticas tradicionais focam unicamente em aspectos físicos, deixando de lado as nuances emocionais e psicológicas que estão intrinsecamente ligadas à experiência do sofrimento.

Quando olhamos para as abordagens individuais, destacamos seu papel, mas também verificamos suas limitações. A fisioterapia tradicional, por mais valiosa que seja, pode deixar lacunas na compreensão do paciente como um ser integral, que vive não apenas em seu corpo, mas também em canais de emoções e mentais que, também necessitam de atenção. Essa visão segmentada da saúde muitas vezes culmina em resultados insatisfatórios e frustrações para quem busca alívio da dor.

Tomemos como exemplo a história de Fernanda, que chegou à nossa clínica sentindo seguir um ciclo interminável de tratamento sem resultados satisfatórios. Suas sessões de fisioterapia não eram suficientes para aliviar sua dor nas costas, que estava ligada a traumas emocionais profundos e não resolvidos. O padrão de dor crônica que ela enfrentava era frequentemente ampliado pela ansiedade e pelo estresse, que estavam alinhados a pressões em seu local de trabalho e relacionamentos pessoais.

Foi somente após introduzirmos a psicanálise em seu tratamento que Fernanda começou a ver mudanças significativas. Conversando sobre suas experiências e se permitindo vulnerável, Fernanda passou a identificar como suas emoções eram partes integrantes de sua dor. Assim, à medida que enfrentava seus medos e inseguranças, sua percepção e experiência de dor começaram a se transformar. A psicoterapia completou sua jornada não só para aliviar a dor, mas também para promover um entendimento mais profundo sobre quem ela era e o que realmente sentia.

A integração das terapias pode trazer muitos benefícios. Estudos mostram que pacientes que seguem estratégias de tratamento que abraçam tanto a fisioterapia quanto a psicanálise têm uma probabilidade maior de sentir alívio não apenas físico, mas também emocional, levando a uma recuperação mais integral e duradoura. Tal abordagem, que considera corpo e mente como partes interdependentes, harmoniza-se com o conceito de que o ser humano deve ser visto em sua totalidade.

A linha de pesquisa nesse sentido é clara: barrar métodos convencionais em um tratamento limitado à dor física pode reforçar a ideia de que o sofrimento é um acontecimento isolado, quando na verdade, ele está entrelaçado ao nosso histórico e ao nosso estado emocional. Ao adotar uma metodologia que acolha as narrativas pessoais e sociais, criamos espaço para que os pacientes encontrem uma nova relação com sua dor e, consequentemente, um novo caminho de cura. Abordagens holísticas não representam apenas a adição de terapias, mas sim uma troca profunda entre saber, sentir e agir.

Ao seguirmos adiante no capítulo, vamos apresentar práticas complementares que podem ser efetivamente integradas aos tratamentos oferecidos. O objetivo é traçar um cenário do que significa adotar uma visão holística, repousando em fundamentos concretos que ampliam a compreensão do que realmente é necessário para um tratamento bem-sucedido e transformador. Uma jornada de autoconhecimento, acolhimento e aceitação, onde cada passo dado é construtivo e relacional.

SUA DOR NÃO É SÓ FÍSICA:
COMO O TRATAMENTO COM PSICANÁLISE AJUDA NO TRATAMENTO FISIOTERÁPICO

O que funciona melhor na abordagem holística do tratamento da dor? Essa pergunta nos leva a considerar as práticas complementares, que vão além da fisioterapia tradicional. É crucial abraçar um conjunto de intervenções que integram diferentes disciplinas, ampliando o leque de possibilidades para os pacientes.

Entre essas práticas complementares, técnicas de relaxamento e meditação emergem como aliadas valiosas. A ciência já validou que a meditação não apenas ajuda a aliviar a dor, mas também promove uma sensação de bem-estar e equilíbrio emocional. Maria, uma paciente que lidava com dores crônicas nas costas devido a uma carga de estresse descomunal, encontrou na meditação uma ferramenta poderosa. Ela começou com apenas cinco minutos diários, onde focava na respiração e se permitia desconectar-se da agitação do dia a dia. Seu relato é claro: "Os momentos de calma me ajudaram a não apenas enfrentar a dor, mas a entender que minha mente era o campo de batalha."

Ademais, a prática da arteterapia, que envolve a expressão através do desenho, pintura ou outras formas artísticas, também tem mostrado resultados positivos. Quando os pacientes usam a arte como forma de comunicação, eles muitas vezes conseguem expressar sentimentos que não seriam facilmente articulados em palavras. João, um paciente que lutava contra a ansiedade e a dor física, encontrou na arte um meio de externalizar suas emoções. "O que eu não conseguia dizer, consegui desenhar. Foi libertador", compartilhou. Esse tipo de expressão pode não apenas proporcionar alívio emocional, mas também inaugurar novas formas de relação com a dor.

A inclusão dessas práticas complementares em um regime de tratamento, que antes se limitava à fisioterapia, é uma abordagem que respeita a complexidade da dor. Estudos científicos sustentam que a integração de intervenções holísticas, como as já mencionadas, pode resultar em melhorias significativas na percepção de dor e na saúde mental dos pacientes. Um estudo publicado na revista *Pain Management Nursing* revelou que até 70% dos pacientes que adotaram práticas complementares relataram uma redução significativa na intensidade da dor e melhoria em suas abordagens à vida diária.

É evidente que não se trata apenas de curar o corpo; trata-se de acolher a dor como uma parte da jornada humana. Ao abrirmos mão da visão mecânica que muitas vezes norteia as práticas tradicionais de tratamento, permitimos que o ser humano seja visto em sua totalidade — um ser que sente, que expressa e que se transforma. Portanto, ao integrarmos tais práticas complementares, não só ampliamos as opções de tratamento, mas também nos tornamos mais sensíveis aos desafios que cada paciente enfrenta.

A joia dessa abordagem holística não se resume a técnicas específicas, mas sim à criação de um espaço seguro, acolhedor e onde o paciente possa explorar suas emoções sem se sentir julgado. Aqui, a colaboração entre profissionais de saúde se revela essencial, pois a troca de experiências e referências proporcionará uma rede que realmente cumpre o papel de um suporte robusto e efetivo. Essa compreensão é que transforma o ambiente de tratamento em um verdadeiro campo de possibilidades onde o paciente possa se reencontrar e, com isso, renascer em sua relação com a dor.

Em suma, ao elaborarmos um plano de cuidado que envolva práticas complementares, temos a oportunidade de redefinir não apenas o que significa tratar a dor, mas também o que é preciso para promover a saúde integral. Esses relatos e evidências são faróis que iluminam essa jornada. Na próxima seção, discutiremos o papel fundamental da formação profissional nesta nova abordagem, que deve evoluir junto com o reconhecimento da complexidade da dor.

O papel da formação profissional na abordagem holística do tratamento da dor vai além do conhecimento técnico convencional. É fundamental que os profissionais de saúde, especialmente fisioterapeutas e psicólogos, recebam uma formação que os prepare para trabalhar em equipes multidisciplinares. Essa integração é vital para que compreendam o impacto da dor de uma perspectiva ampla, reconhecendo que cada paciente é um ser humano único, com experiências de vida que influenciam tanto seus sintomas físicos quanto sua saúde mental.

SUA DOR NÃO É SÓ FÍSICA:
COMO O TRATAMENTO COM PSICANÁLISE AJUDA NO TRATAMENTO FISIOTERÁPICO

Para que essa nova abordagem se torne uma realidade, é essencial a atualização dos currículos acadêmicos e dos programas de formação continua. Cursos que integram práticas de psicanálise, terapia ocupacional e terapias complementares à fisioterapia devem ser incentivados, criando um ambiente de aprendizado colaborativo. Um exemplo inspirador vem de uma instituição que adotou um currículo que inclui não só formação técnica, mas também aulas sobre empatia, escuta ativa e autoconhecimento. Os feedbacks dos alunos mostraram um aumento significativo na confiança e na habilidade de lidar com situações complexas envolvendo a dor e o sofrimento dos pacientes.

Além disso, workshops e eventos onde profissionais possam trocar experiências e estratégias são fundamentais. Esses momentos de troca não apenas criam uma rede de apoio, mas também desencadeiam inovações nas práticas clínicas. Profissionais que participam regularmente de treino em habilidades interpessoais tendem a relatar uma satisfação maior em seu trabalho e na relação com os pacientes. Isso evidencia não apenas uma melhora na prática clínica, mas, principalmente, na qualidade do atendimento prestado.

Por fim, a importância da reflexão pessoal não pode ser subestimada. A prática constante de se reunir para discutir casos e compartilhar a trajetória emocional de atendimentos pode gerar uma atmosfera de aprendizado contínuo. Os profissionais devem estar abertos a revisões regulares de suas abordagens, permitindo a cada um perceber como suas próprias experiências e emoções alimentam suas práticas. Essa dinâmica cria um ciclo de autoconhecimento e crescimento, refletindo diretamente na qualidade do atendimento ao paciente.

Em resumo, a formação profissional deve ir além do ensino técnico, aprofundando-se em temas que fomentem a empatia e a compreensão integral do ser humano. A mobilização em torno de práticas interdisciplinares irá assegurar que o tratamento da dor seja realizado de modo que considere todas as facetas do sofrimento humano. Assim, fortaleceremos não apenas a atuação do profissional, mas também proporcionaremos um tratamento que realmente toque a vida dos pacientes, permitindo que sua dor não seja apenas uma história de sofrimento, mas um caminho de redenção e autodescoberta.

A jornada de reflexão conjunta e futuras perspectivas acerca do tratamento da dor traz à tona a importância de ouvirmos e acolhermos. Cada um de nós, ao longo de nossa trajetória, enfrenta desafios diários. É através da partilha e da escuta ativa que começamos a nos reconectar não apenas com os outros, mas, principalmente, conosco mesmos. Por isso, convidamos você, leitor, a refletir sobre sua prática, suas crenças e sua relação com a dor.

Que papel a dor desempenha em sua vida? Será um fardo a ser carregado ou uma oportunidade de renovação? Ao trazer essas perguntas à luz, inicia-se um processo de conscientização que pode ser verdadeiramente transformador. Um espaço de ressignificação é aberto, onde cada dor tem sua própria história, e cada história merece ser ouvida.

A conexão entre corpo e mente também se estende para além do consultório. É em nossas rotinas que nos encontramos com a dor, seja ela física ou emocional. Portanto, ao olhar para o cotidiano, encontramos valiosas oportunidades de crescimento. A meditação, a prática de técnicas de relaxamento, e até mesmo uma simples pausa para respirar profundamente podem ser ferramentas de autoajuda que alimentam o nosso bem-estar. Ao investirmos em momentos de autocuidado, permitimos que a cura aconteça de maneira fluida.

Assim, novas pesquisas e estudos estão sempre a caminho. É imprescindível que a comunidade médica e os profissionais de saúde continuem a explorar e validar a intersecção entre corpo e mente. Por meio de investigações sérias, poderemos descobrir abordagens ainda mais eficazes, que respeitem a individualidade de cada paciente, promovendo o cuidado integral. O conhecimento nos proporciona a capacidade de ajustar nossos métodos e garantir um tratamento que não se limita a aliviar a dor, mas que busca a transformação da vida do indivíduo.

SUA DOR NÃO É SÓ FÍSICA:
COMO O TRATAMENTO COM PSICANÁLISE AJUDA NO TRATAMENTO FISIOTERÁPICO

Concluindo, o desejo fervente é que a futura prática fisioterápica se torne sinônimo não só de alívio, mas de acolhimento, conexão e um olhar verdadeiramente humanizado sobre cada indivíduo. É a viagem de recuperação que se torna não apenas um caminho de cura física, mas uma jornada de autodescoberta e transformação integral. A dor, nesse novo modelo, já não será um estigma, mas se revelará como um convite a sermos quem realmente somos.

Ao final desta reflexão, que você se lembre: sua dor não é apenas física. E que cada passo dado é valoroso, acolha-se nessa jornada. É tempo de transformação, tempo de renovação. Você é capaz de sair da sombra e conectar-se com a luz que reside em seu interior. A jornada de cura já começou. Permita-se.

CAPÍTULO 9

A IMPORTÂNCIA DA PSICOTERAPIA NA MANUTENÇÃO DA SAÚDE

Quando pensamos na dor, a primeira imagem que chega à mente é muitas vezes a do sofrimento físico, como uma lesão que limita nossos movimentos ou uma condição crônica que oprime nossa qualidade de vida. Mas o que muitos esquecem é que essa batalha não se limita ao corpo; ela se estende, profundamente, à mente e ao emocional. A psicoterapia, nesse contexto, não deve ser encarada como um recurso opcional, mas como um alicerce essencial que deve permanecer firme mesmo quando o alívio da dor física é alcançado.

Imaginemos uma combatente chamada Ana. Ela chegou ao consultório envolta em um manto de dor constante, uma sombra que a perseguia por meses. A fisioterapia havia feito progressos consideráveis; no entanto, a verdadeira libertação só veio com o início de seu acompanhamento psicológico. Nas sessões semanais, Ana começou a redescobrir partes de si que estavam adormecidas pela dor. As memórias de um trauma passado, que ela nunca havia enfrentado, emergiram como ventos de tempestade. Com o apoio de seu terapeuta, Ana teve a coragem de confrontar essas recordações, permitindo que sua dor física fosse redimensionada dentro de um contexto emocional mais amplo.

Esses momentos de um profundo mergulho na psique podem ser tanto intimidantes quanto libertadores. Eles abrem portas que muitos prefeririam manter trancadas, temerosos de que o que se esconde lá dentro seja nocivo. No entanto, a verdade é que a terapia possibilita entender e modificar a narrativa da dor. A continuidade da psicoterapia, após a fase inicial de tratamento da dor física, contribui para um estado de bem-estar que se sustenta ao longo do tempo. É uma vantagem permanente em um mundo que frequentemente se esquece da importância de nutrir a saúde mental.

Pacientes que se engajam com psicoterapia de forma contínua tendem a apresentar não apenas uma maior resistência à dor, mas uma habilidade mais robusta para lidar com os altos e baixos da vida. Isso nos leva ao conceito da manutenção da saúde emocional. Existe um poder imenso em não esperar até que a tempestade chegue, mas, sim, a preparar-se para ela, navegando com confiança nas águas revoltas.

Dizem que "o que não se enfrenta, se repete". Essa afirmação ressoa na vida de muitos. Aqueles que escolhem ignorar a dor emocional frequentemente se veem presos a ciclos de sofrimento que voltam a se manifestar. Por exemplo, Carlos, um atleta talentoso, fraturou a perna durante uma competição e, enquanto o tratamento físico o ajudou a voltar a treinar, não tratou as ansiedades que surgiram ao redor de sua lesão. Após semanas de terapia, Carlos começou a entender como seus medos o mantinham refém. Ele não apenas curou fisicamente, mas sua confiança voltou a florescer.

Além das experiências citadas, estudos sustentam que pacientes que mantêm a psicoterapia como parte de sua rotina têm um potencial significativamente maior para manter a saúde integral. Um artigo recentemente publicado estabeleceu que 80% dos indivíduos que buscaram a psicoterapia não apenas relatavam menos sintomas de dor, mas também experimentavam níveis mais altos de satisfação com a vida. Isso indica que a experiência de falar, ouvir e criar um espaço seguro para as emoções pode ser mais poderosa do que muitos tocam.

Dessa forma, a psicoterapia deve ser entendida como um suporte constante, um guia para que a saúde mental não apenas sobreviva, mas prospere. Ao falarmos sobre o papel da psicoterapia na manutenção da saúde, entendemos que ela se torna um mecanismo não apenas de cura, mas de empoderamento. Cada sessão tem o potencial de ser uma ilha segura em meio ao mar turbulento da vida, onde se pode parar, refletir e reavaliar.

Ao olharmos para o futuro, é imprescindível o incentivo à continuidade deste cuidado emocional, não só entre os pacientes, mas também entre os profissionais de saúde. Um diálogo que persista na importância de se olhar para as dimensões emocionais existentes ao longo de todo o tratamento contribuirá para a formação de uma cultura onde a dor, em suas múltiplas manifestações, é não apenas notada, mas tratada com a devida atenção.

Este é o caminho que propomos seguir: um caminho que reconhece e celebra a união da fisioterapia e da psicoterapia como forças transformadoras em nossa jornada. Uma jornada onde a busca pelo alívio torna-se a passagem para um entendimento mais profundo de nós mesmos, onde a dor deixa de ser um fardo e passa a se tornar um mestre que guiará nosso amadurecimento.

Na próxima seção, adentraremos as técnicas psicoterapêuticas e seus efeitos, mostrando como, integradas a essa visão holística, podem potencializar os resultados do tratamento da dor.

Uma das facetas intrigantes na prática psicoterapêutica é a diversidade de técnicas utilizadas para promover a saúde emocional. É preciso entender que não existe uma abordagem única que se adapte a todos os pacientes; por isso, exploraremos algumas dessas técnicas e seus efeitos.

A Terapia Cognitivo-Comportamental (TCC) é uma das mais reconhecidas e frequentemente aplicadas. Seu foco está em ajudar os pacientes a identificarem e reestruturarem padrões de pensamentos negativos que surgem em suas vidas. Imagine Cláudia, uma jovem que lidava com crônicas dores de cabeça. Durante as sessões, ela se deparou com a maneira como seus pensamentos pessimistas influenciavam sua percepção da dor. Ao mudar sua perspectiva e começar a cultivar uma mentalidade mais positiva, Cláudia não apenas viu uma redução significativa na intensidade das dores, mas também começou a enxergar os desafios diários de uma forma mais leve. Essa técnica, baseada em evidências, demonstrou resultados promissores e facilitou o empoderamento de muitos que a incorporaram.

Por outro lado, há também o *Mindfulness,* que envolve a prática da atenção plena. Ao focar no presente e aceitar os pensamentos e sentimentos sem julgá-los, muitos pacientes encontram um novo caminho para lidar com a dor. Rafael, um artista plástico que frequentemente lutava contra uma dor lombar intensa, começou a praticar *mindfulness* durante suas sessões de terapia. Por meio de exercícios simples, ele aprendeu a se colocar em contato com a dor sem medo. Isso não apenas tornou seu desconforto mais tolerável, mas também ofereceu um campo fértil para a criatividade, permitindo que novas ideias e expressões artísticas emergissem.

A Terapia de Aceitação e Compromisso (ACT) é uma abordagem mais recente que, ao integrar conceitos de aceitação e compromisso, tem se mostrado eficaz na construção da resiliência emocional. Por meio da ACT, os pacientes são convidados a aceitar suas experiências e emoções, sem tentar mudá-las ou controlá-las. Ana, outro paciente vivenciado no consultório, estava em constante combate com sua dor, mas ao aprender a aceitá-la como parte de sua vida, nascia em seu interior um espaço para o crescimento. A dor passava a ser um aspecto da sua jornada, não o seu guia. Deste modo, uma nova narrativa foi construída: um movimento de libertação das amarras emocionais que antes a sufocavam.

Além dessas metodologias, é imperativo que os profissionais adotem uma abordagem personalizada. Cada indivíduo traz em sua história consigo um conjunto único de experiências e emoções que moldam sua luta contra a dor. O uso de grupos de apoio, por exemplo, pode oferecer um suporte emocional valioso. Unir pessoas que compartilham dores semelhantes pode criar um ambiente de compreensão e empatia, onde cada um se sente ouvido e acolhido. Isso foi sublime na experiência de Carla, que depois de se juntar a um grupo de suporte para dor crônica, encontrou não só alívio, mas também companheirismo, o que alavancou seu processo de cura emocional.

Ademais, a formação de inteligência emocional é altamente fundamental na manutenção da saúde emocional. Capacitar os pacientes com ferramentas e habilidades que os ajudem a administrar emoções e respostas ao estresse contribui para uma vida mais equilibrada. Um estudo meticuloso encontrou que 75% dos participantes que se engajaram em workshops de educação emocional relataram uma diminuição de 50% em suas percepções de dor. Esses dados falam por si e sublinham o valor do aprendizado e da adaptação dentro da prática psicoterapêutica.

Essas técnicas não devem ser vistas como alternativas, mas como complementos indispensáveis ao tratamento da dor. Assim, ao enriquecer nossas abordagens com essas metodologias, proporcionamos aos pacientes um voo mais alto em busca de um estado de bem-estar que transcende as barreiras físicas. O caminho não é fácil, mas com suporte emocional robusto e um arsenal de técnicas adequadas, é certamente promissor e transformador.

Ao olharmos para a importação da personalização na psicoterapia, percebemos que, assim como uma peça musical que ganha vida sob a batuta de um maestro, cada sessão, cada técnica aplicada, encontra sua harmonia única na melodia da vida de cada paciente. Essa é a essência da psicoterapia na manutenção da saúde: torna-se um espaço onde dor e entendimento andam lado a lado, promovendo uma jornada de cura e autodescobrimento. Consequentemente, conforme avançamos, reforçamos que a verdadeira força da saúde reside no entendimento contínuo, aceitação e, acima de tudo, na prática da autocompaixão.

A compreensão do autocuidado e suas práticas efetivas é fundamental para todos nós. Vivemos em um mundo adoecido por tantas demandas e expectativas externas, que, muitas vezes, esquecemos de olhar para dentro e cultivar um espaço de cuidado pessoal. O autocuidado vai além da alimentação saudável e da prática de exercícios; é um convite à escuta ativa de nosso corpo e mente, é gerar condições para que a nossa saúde emocional prospere.

Práticas como a meditação têm se mostrado um antídoto poderoso para a pressa do dia a dia. E se experienciarmos a meditação? Um simples exercício de respiração pode te transportar para um estado de calma profunda. Imagine dedicar apenas 10 minutos do seu dia para ficar em silêncio, os olhos fechados, focando na respiração — o que parece simples possivelmente se tornará um oásis em meio ao caos.

E há mais: a eficácia do autocuidado é tão potente quanto nosso comprometimento em realizá-lo de forma persistente. Verdade, somos seres humanos, e todos enfrentamos altos e baixos. Carla, por exemplo, costumava se sentir culpada por tirar um tempo para si. No entanto, depois de algumas sessões de terapia, ela aprendeu que cuidar de si não é um ato egoísta, mas sim um passo inicial para atender melhor aos outros.

Então, que tal incorporar essas reflexões em sua rotina diária? Pode ser uma caminhada ao ar livre, dedicar um tempo a um hobby que você ame ou ainda buscar um instante de quietude; o importante é cultivar o afeto por si mesmo. Essas ações não apenas promovem a cura, mas fortalecem nossa resiliência emocional e física.

Além dessas práticas de autocuidado, refletir periodicamente sobre nossas emoções é vital. Você pode criar um espaço de autoavaliação no qual, à noite, você se questiona: "O que me fez sentir bem hoje?" ou "Quais desafios enfrentei e como reagi a eles?" Simples exercícios de reflexão podem trazer à luz questões que talvez estejam ocultas, permitindo um entendimento mais profundo de si mesmo.

Construir uma rede de suporte também não deve ser negligenciado. Relações saudáveis se tornam um âncora na tempestade. Sintonize-se com amigos, familiares e colegas; busque conexões que nutram seu ser. Conversas autênticas podem agir como bálsamo sobre as feridas emocionais, enraizando você em um espaço de acolhimento e compreensão.

A percepção de nossas necessidades emocionais é aquele processo que requer tempo, mas vale a pena cada segundo investido. A conexão com a natureza, momentos de riso e a prática da gratidão são apenas algumas das ferramentas poderosas que podem alavancar seu estado emocional. Quais práticas você pode integrar ao seu dia a dia para criar uma vida mais plena e significativa?

Encerrando, que esta chamada à ação venha não como uma cobrança, mas como uma proposta de amor e acolhimento pessoal. Não se esqueça; ao cuidar de você, você está também contribuindo para a saúde emocional coletiva. O autocuidado é, na verdade, um ato de coragem, um passo firme em direção a uma vida mais saudável, completa e feliz. Portanto, hoje mesmo, faça alguma coisa que renove a sua energia e que te faça sentir vibrações de gratidão e amor.

O cenário que se apresenta diante de nós no que diz respeito ao futuro da psicoterapia é, no mínimo, fascinante e provocativo. Nos últimos anos, estivemos ativamente envolvidos na busca por novas abordagens que ampliem as fronteiras da prática na saúde mental, tornando-a mais acessível e eficaz para os pacientes. A biografia da psicoterapia é marcada por transformações, e à medida que olhamos adiante, há um paradigma emergente que combina tradição e inovação. Neste novo caminho, a tecnologia e o autoconhecimento interagem como aliados poderosos.

A presença de plataformas digitais, aplicativos de saúde mental e terapias online promete desmistificar o acesso à psicoterapia. Àqueles que antes hesitavam em buscar ajuda, a possibilidade de conectar-se a um profissional em um ambiente confortável torna-se um convite irresistível. É o passo que muitos precisam para dar início a uma jornada de cura, pois a camuflagem que a dor impõe não pode mais ser um empecilho para o cuidado. A saúde emocional deve habitar o mesmo espaço que a saúde física, e a tecnologia desempenha um papel crucial nesse empoderamento.

Não obstante, um desafio tangível se apresenta nesse novo território: a despersonalização do atendimento. As interações humanas têm cores e texturas que as máquinas não conseguem reproduzir. É imperativo que, enquanto abrigamos as novas ferramentas, preservemos um vínculo humano verdadeiro com os pacientes. A empatia, o olhar atento e a escuta ativa são atos que nenhuma inteligência artificial poderá replicar com sucesso. Portanto, se por um lado a inovação promete alavancar o acesso aos cuidados, é necessário preservar a essência humana que está no coração da psicoterapia.

Refletindo sobre as oportunidades que surgem neste espaço, podemos antever um cenário onde a integração entre psiquiatras, psicólogos e terapeutas ocupacionais se torna cada vez mais comum. Uma equipe que trabalha em conjunto não apenas enriquecerá os tratamentos, mas também proporcionará um espaço em que os pacientes se sintam seguros e compreendidos em suas complexidades. Assim, o tratamento para a dor emocional passa a ser uma jornada coletiva, repleta de múltiplas perspectivas e experiências interligadas.

Finalmente, ao adentrarmos nas implicações dessa nova era, me permito falar sobre a importância da proatividade na manutenção da saúde emocional. O futuro da psicoterapia deve ser moldado por um chamado à ação. Não podemos esperar que a cura venha apenas de palavras trocadas em uma consulta; a liberdade deve também abraçar práticas de autocuidado, hábitos saudáveis e um ambiente propício ao crescimento pessoal. Assim, convidamos cada um a se comprometer não só com as sessões de terapia, mas também a se engajar em atividades que promovam bem-estar. A união entre psicoterapia e uma vida vigorosa e equilibrada nos levará mais longe, e a vergonha de pedir ajuda ficará relegada a um passado que não se repete.

Por fim, que essa reflexão sobre o futuro da psicoterapia, repleta de desafios, oportunidades e mudanças, seja um chamado à ação. Que cada um de nós celebre a importância da saúde mental e abrace a jornada de autoconhecimento como um ato de coragem. Estamos em um momento crucial em que reformulamos a relação com a dor, e a psicoterapia continua a ser um aliado inestimável na busca por um bem-estar duradouro e significativo. Que possamos sempre lembrar: a verdadeira cura é um processo contínuo, e cada passo dado é um passo em direção a um amanhã mais saudável, integral e verdadeiro.

CAPÍTULO 10

DESAFIOS NA IMPLEMENTAÇÃO

Quando olhamos para a implementação de uma abordagem holística que une psicanálise e fisioterapia, não podemos evitar de sentir que a jornada é repleta de desafios. Esses obstáculos, muitas vezes intuitivos, acabam se tornando verdadeiros bloqueios para aqueles que buscam um tratamento integral. Há uma resistência inerente em diversos setores das profissões de saúde, onde a tradição é tão forte que a inovação em saúde mental é muitas vezes recebida com ceticismo. O que necessita de nossa atenção é que a dor emocional e física é algo que deve ser tratado em conjunto; no entanto, existem aqueles que agem como barreiras na mudança.

Ao começarmos a discutir a resistência, me vem à mente um encontro particular que tive com alguns colegas fisioterapeutas. Em um seminário, abordei a importância de incorporar a escuta ativa e o entendimento das emoções dos pacientes em nossas práticas diárias. Algumas faces se entreolharam, quase como se indagassem se eu realmente acreditava que a conversa poderia ter tanto impacto físico. Entre sorrisos nervosos e murmúrios de desaprovação, vi como, ainda que quisessem ser flexíveis em suas abordagens, o preconceito contra a psicologia como uma ferramenta de cura estava presente.

É natural que, em qualquer profissão, haja desconforto ao alterar sistemas que têm se mostrado eficazes. Contudo, é vital lembrar que muitos tratamentos convencionais falham em abordar o paciente como um todo. Um exemplo é o caso de Paula, uma paciente que sofria com frequentes dores lombares. Durante sua reabilitação, a fisioterapia tradicional apresentou melhorias a curto prazo, mas a dor persistia, levando-a a um ciclo frustrante. Quando ela se dispôs a buscar a terapia integrativa, onde a psicanálise se encontrava com a fisioterapia, novos mundos se abriram. Nesse processo, Paula não apenas enfrentou suas questões emocionais; ela começou a ver sua dor física sob uma nova luz.

As barreiras institucionais, no entanto, têm seu peso e são reais. Muitas vezes, a falta de recursos para programas de formação e a ausência de apoio nos tornam prisioneiros de nossos próprios hábitos. Como podemos esperar que futuros profissionais abracem essas práticas se não encontramos espaço para diálogos que discutam a importância da saúde emocional em cursos curriculares? Essa carência é alarmante e piora na medida em que as vozes que clamam por mudança ficam mudas, abafadas pelas expectativas tradicionais.

Se os profissionais de saúde não se sentem capacitados para adotar novas metodologias, como criar um ambiente acolhedor para os pacientes, onde a dor física e emocional pode ser tratada em conjunto? A resposta pode estar nas palavras de um autor que certa vez disse: "A mudança não vem de cima; ela deve ser uma construção coletiva." Precisamos unir forças, experimentando novas práticas, e nos comprometendo a trabalhar juntos pela continuidade desse modelo.

É preciso que cada campanha de conscientização em instituições e clínicas de reabilitação comece a quebrar essas barreiras internas, desafiando a resistência à mudança com dados, estudos e mais testes práticos. O caminho pode ser longo, mas cada pequena vitória deve ser celebrada, como quando um fisioterapeuta começa a incluir exercícios de respiração e relaxamento em suas sessões como um primeiro passo para abraçar esse mecanismo de cura integrado.

Por fim, a verdadeira transformação começa com a disposição de enfrentar esses desafios. Cada profissional que decide abrir um espaço ao diálogo sobre a intersecção entre corpo e mente, ao integrar a prática psicanalítica à fisioterapia, se coloca em uma posição de influência significativa. Essa jornada não é apenas sobre se adaptar; é sobre liderar a mudança de paradigmas na saúde, mostrando que a verdadeira reabilitação envolve um compromisso com o bem-estar completo do paciente.

Vamos continuar a explorar críticas construtivas e sugestões práticas que permitirão aos profissionais superar obstáculos e evoluir em suas práticas, encontrando força nos integrantes da equipe e nas redes de apoio que podem transformar nossa abordagem ao tratamento da dor.

Superar desafios é um processo que demanda não apenas força de vontade, mas um arsenal de estratégias práticas e conteúdos que motivam. É preciso entender que muitos dos obstáculos enfrentados na implementação de abordagens holísticas nas práticas de saúde não são apenas barreiras individuais, mas também coletivas. A resistência pode vir de uma inércia institucional que prefere permanecer na zona de conforto, muitas vezes condenando pacientes a tratamentos que não abrangem a complexidade da condição humana.

Então, o primeiro passo é a formação continuada. Os profissionais de saúde, desde fisioterapeutas até psicólogos, devem se comprometer com uma educação que inclua o entendimento de como as emoções influenciam a dor física. Workshops e cursos que ofereçam informações e práticas sobre integração de métodos podem empoderá-los a romper com velhos paradigmas. Um exemplo notável de sucesso vem do relato de uma clínica que decidiu adotar uma abordagem integrativa. Os profissionais participaram de um treinamento sobre comunicação e escuta ativa, o que resultou em um aumento significativo na satisfação do paciente e uma notável melhoria nos resultados clínicos.

Outro fator fundamental para superar a resistência é a partilha de experiências. A construção de redes de apoio entre profissionais de saúde pode ser o catalisador para essa mudança. Imagine um pequeno grupo de fisioterapeutas e psicólogos que se reúnem mensalmente para trocar experiências sobre os avanços e desafios enfrentados. Essa troca não somente fortalece o conhecimento profissional, mas também fomenta um ambiente enriquecedor de aprendizado colaborativo. É a união de forças em prol do bem-estar do paciente que cria um impacto duradouro.

As intervenções que mesclam psicanálise e fisioterapia têm se mostrado não apenas inovadoras, mas eficazes. Profissionais têm relatado que pacientes, após algumas sessões integradas, mostram-se mais resilientes. Eles não apenas lidam melhor com suas dores físicas, mas também com os desafios emocionais que podem agravar a situação. Um relato memorável é o de João, um jovem que, após meses lutando com dor crônica, testemunhou uma transformação ao combinar terapia física e sessões psicoterapêuticas. Ele percebeu que a compreensão de sua dor era apenas parte do processo – a aceitação e o trabalho emocional permitiram-lhe uma nova perspectiva sobre o que estava vivendo.

Portanto, à medida que adentramos o complexo labirinto da implementação de práticas holísticas, é vital que os profissionais abracem a ideia de evolução constante, não apenas em sua formação técnica, mas também no engajamento emocional. Discutir, refletir e interagir em um ecossistema colaborativo torna-se um caminho invencível diante dos desafios que permeiam a saúde e a dor. Quer se trate de uma aliança entre terapia e fisioterapia ou do simples ato de compartilhar e aprender com o próximo, cada passo é um passo em direção a uma real mudança.

É crucial lembrar: a construção desse novo caminho não é um esforço solitário. É na coletividade que reside a força para vencer barreiras, e o impacto ressoa muito além do consultório – ele é sentido na vida e na esperança dos pacientes.

A discussão sobre a necessidade de treinamento e formação é um aspecto crucial na implementação de uma abordagem integrativa que una a psicanálise à fisioterapia. A realidade é que muitos cursos de formação em saúde não abordam, de maneira consistente, a relevância da saúde mental na prática fisioterapêutica. Isso acontece principalmente por causa da tridimensionalidade que a dor abrange: uma dimensão física, uma psicológica e uma social. Portanto, precisamos refletir sobre como moldar os currículos acadêmicos para que os futuros profissionais estejam preparados para tratar o paciente como um ser humano completo.

SUA DOR NÃO É SÓ FÍSICA:
COMO O TRATAMENTO COM PSICANÁLISE AJUDA NO TRATAMENTO FISIOTERÁPICO

Incorporar a psicanálise na formação de fisioterapeutas e profissionais da saúde não deve ser visto como um fardo, mas como uma oportunidade enriquecedora. Pode parecer um desafio, mas instituições que estão na vanguarda da terapia integrativa já têm se mobilizado para atender a essa carência. Essas instituições estão não apenas privilegiando o entendimento da conexão corpo-mente, mas também promovendo experiências práticas que evidenciam a importância do traquejo emocional durante o tratamento. Um exemplo é o programa de formação da Escola de Saúde Integrativa, que envolve práticas de *mindfulness* e comunicação empática como elementos fundamentais no currículo.

O impacto positivo dessa abordagem já pode ser percebido. Funcionários graduados com essa formação relatam não apenas uma melhora em suas práticas profissionais, mas também um retorno significativo de seus pacientes. Um relato poderoso é o de Renata, que começou a integrar técnicas de escuta ativa durante suas sessões de fisioterapia. Ela percebeu uma conexão como nunca antes, não só em relação às queixas físicas dos pacientes, mas também à forma como eventos emocionais influenciavam sua dor e recuperação. Essa mudança não apenas transformou a vida de Renata, mas também a dos pacientes que se sentiam valorizados e compreendidos em sua totalidade.

Além disso, a importância da pesquisa acadêmica nesse campo não pode ser subestimada. Estudiosos têm promovido investigações que permitem calibrar a prática e gerar evidências sobre a eficácia da integração entre as abordagens. As pesquisas associando dor crônica à dimensão psicológica estão crescendo, proporcionando dados valiosos que justificam a inclusão da psicanálise na formação de profissionais da saúde. Esses dados são fundamentais para desmistificar a ideia de que a dor é um fenômeno exclusivamente físico e pavimentar o caminho para implementações reais.

É urgente que instituições de ensino estabeleçam parcerias com associações de classe e organismos reguladores para desenvolver programas mais robustos. Stakeholders devem unir forças e criar um currículo que prepare os alunos para lidar com as diversas manifestações da dor. O resultado será uma nova geração de profissionais aptos a acolher as complexidades dos pacientes, capazes de se adaptar e de contribuir significativamente para a saúde e o bem-estar emocional de suas comunidades.

Assim, pergunta-se: estamos prontos para essa transformação na formação de nossos futuros profissionais? O desafio é real, mas não intransponível. É uma questão de vontade, colaboração e, principalmente, um compromisso honesto em buscar um entendimento mais profundo que transcenda as barreiras do conhecimento convencional. Por meio desse esforço coletivo, podemos iniciar uma mudança que reverbera a favor da saúde integral de cada indivíduo que busca tratamento. Portanto, unamo-nos nesta missão e promovamos um futuro onde a integração entre a psicanálise e a fisioterapia se torne não apenas uma meta, mas uma realidade vivida da maneira mais efetiva, impactando para melhor a vida de todos.

Engajar colégios e associações profissionais na transformação do tratamento da dor é um passo decisivo para estabelecer uma prática holística que incorpora a psicanálise na fisioterapia. Para tanto, é crucial adotar métodos eficazes que promovam essa integração. Primeiramente, iniciar diálogos sobre a importância da conexão entre corpo e mente em congressos, seminários e fóruns de discussão se revela fundamental. É neste espaço que ideias podem ser compartilhadas, questionadas e, mais importante, seria uma oportunidade de cultivar um senso de comunidade entre os profissionais.

Uma sugestão é criar grupos de trabalho formados por representantes de diferentes áreas da saúde, onde se possa discorrer sobre experiências e desenvolver práticas que fomentem a saúde mental em ambientes clínicos. Este espaço de troca de conhecimento poderá ressoar ao longo das instituições, estimulando profissionais a implementar novos conhecimentos em suas práticas diárias. Com o tempo, esses grupos podem apresentar resultados concretos, estimulando a adesão de outros profissionais e corroborando a importância da abordagem integral.

Nesse contexto, associar as instituições de ensino e as associações profissionais na formulação de diretrizes para um currículo que valorize a psicanálise é essencial. Este pode incluir a inclusão de módulos que tratem do impacto emocional da dor e da importância de um suporte entusiástico ao paciente. Essa mudança de paradigma nas diretrizes acadêmicas permitirá que a próxima geração de profissionais entre no mercado de trabalho com uma compreensão profunda e integrada da saúde, reconhecendo a dor não apenas como um sintoma físico, mas como uma experiência complexa que envolve aspectos emocionais e sociais.

Exemplos de práticas que já foram adotadas em outros países podem servir como guias inspiradores. Iniciativas que refletem uma abordagem integrada e colaborativa na saúde têm mostrado resultados promissores. Países como a Suécia e a Dinamarca têm investido em programas que mesclam diversas práticas de saúde, unindo médicos, psicólogos, fisioterapeutas e profissionais de terapia ocupacional. Esses modelos têm demonstrado darem resultado em um melhor atendimento e, consequentemente, em melhores índices de recuperação nos pacientes.

É essencial celebrar e visibilizar as experiências de sucesso que emerjam da implementação de práticas integradas. Cases reais devem ser publicados em revistas científicas, apresentados em congressos e debatidos nas redes sociais. Essa visibilidade não apenas elevará o perfil da nova abordagem, mas também motivará outros profissionais a se unirem à jornada de transformação no tratamento da dor.

Ao refletirmos sobre nossas práticas diárias, somos chamados a nos questionar sobre o papel que desempenhamos nesse cenário. Cada um de nós tem a capacidade de se tornar um agente de mudança, questionando antigas crenças e abraçando uma visão mais inclusiva e humanizada da saúde. Se conseguimos imprimir essa mudança nas políticas e práticas da saúde, não só transformaremos nossa abordagem em relação à dor, mas também liberaremos um espaço onde a empatia e a compreensão se unirão aos métodos tradicionais de cura e reabilitação.

Portanto, convido os profissionais da saúde a pensarem além das práticas convencionais e a adotarem um espírito colaborativo que favoreça uma abordagem integrada. Ao estarmos alinhados em prol do bem-estar humano, cultivaremos um ambiente em que novos conhecimentos podem florescer e onde a saúde plena se torna um objetivo acessível a todos. A caminhada pode ser longa, mas cada passo dado é um passo em direção à transformação da saúde e da medicina, fazendo ecoar a ideia de que a dor, em sua essência, é a chave para o autoconhecimento e a evolução. Juntos, podemos formar um exército de cuidadores, capazes de ancorar a mudança nas instituições e no coração dos pacientes.

CAPÍTULO 11

O FUTURO DA FISIOTERAPIA COM A PSICANÁLISE

À medida que nos projetamos no horizonte das práticas de saúde, fica evidente que o futuro da fisioterapia integrada com a psicanálise se molda como uma necessidade premente num cenário em constante transformação. Estamos em um momento decisivo, onde os pacientes buscam tratamentos que considerem não apenas a dor física que sentem, mas também os resquícios emocionais que essa dor pode carregar. Não se trata mais de meramente tratar sintomas; a abordagem holística tornou-se um imperativo, um verdadeiro clamor por humanidade na saúde.

A medicina, em sua essência, não pode se limitar a protocolos técnicos, onde o ser humano é apenas um número dentro de um sistema. Assim, discutir as tendências futuras na intersecção entre a fisioterapia e a psicanálise é fundamental. Precisamos, urgentemente, reconhecer que a multidisciplinaridade nas terapias é uma abordagem que está ganhando força. Pacientes que sofrem de dores persistentes frequentemente carregam em suas histórias fatores emocionais e sociais que pioram suas condições físicas. Ao entender essa realidade, estamos a um passo de avançar em um modelo de cuidados que realmente abarque a totalidade da experiência humana.

Em várias instituições e clínicas já podemos observar como essa nova visão está sendo documentada. Temos, por exemplo, um centro inovador de reabilitação que incorporou a psicanálise como parte integral de seu tratamento fisioterapêutico. Ali, os profissionais não apenas avaliam os diagnósticos físicos, mas também escutam atentamente os relatos emocionais de seus pacientes. O resultado? Um índice de recuperação que superou as expectativas. As pessoas não apenas experimentaram alívio das suas dores, mas também relatam uma sensação revitalizada de bem-estar emocional, refletindo que a dor não é uma simples expressão física, mas uma manifestação complexa da vida.

É fundamental que essa prática se torne a norma e não a exceção. Com os dados que emergem de estudos recentes, fica cada vez mais claro que a integração entre corpo e mente não é apenas uma possível via de tratamento – é uma realidade que deve ser abraçada. Com o firme propósito de romper as barreiras do tradicionalismo que ainda permeia esses campos, devemos continuar a reunir e disseminar experiências positivas. Essas histórias de sucesso precisam ser contadas, precisam inspirar outros profissionais e instituições a repensar seus paradigmas e adotar uma prática que faz sentido para o paciente como um ser inteiro.

Vamos, portanto, dissecando essa nova era na saúde, onde a empatia, a escuta e a conexão se tornam tão relevantes quanto qualquer técnica praticada nas mesas de fisioterapia. É um chamado para todos que atuam na área da saúde. Na busca por um futuro mais humano e integrativo, que possamos colher os frutos de uma prática que vise ao bem-estar total de cada indivíduo que adentra nossas portas.

A pesquisa científica desempenha um papel essencial na validação da eficácia do tratamento fisioterapêutico quando aliado à psicanálise. Ela não só fundamenta a prática integrativa como também abre portas para aceitação e implementação de novas abordagens. Ao analisarmos estudos recentes, fica claro que a intersecção entre saúde mental e recuperação física não é apenas uma teoria, mas uma realidade que já está sendo aplicada com sucesso em várias clínicas.

Tomemos, por exemplo, a pesquisa conduzida na Universidade de São Paulo, que investigou a ligação entre estados emocionais e dor crônica. Os resultados indicaram que pacientes que receberam acompanhamento psicológico durante o tratamento fisioterapêutico apresentaram índices de dor significativamente menores em comparação àqueles submetidos somente a fisioterapia conven-

SUA DOR NÃO É SÓ FÍSICA:
COMO O TRATAMENTO COM PSICANÁLISE AJUDA NO TRATAMENTO FISIOTERÁPICO

cional. Essas evidências estão alinhadas com o crescente "corpo de conhecimento" que defende a inclusão de aspectos psicológicos nas rotinas de reabilitação.

A importância desses dados não se resume apenas aos números; trata-se de uma mudança na perspectiva. A resistência que historicamente existia em algumas classes profissionais, muitas vezes baseada em crenças limitantes sobre o papel da psicologia, começa a ceder espaço a um entendimento mais amplo: o corpo e a mente são indissociáveis. Profissionais que têm acesso a essas informações passam a ver não apenas a dor em termos físicos, mas como um sintoma que pode ter raízes profundas em feridas emocionais e traumas passados.

Um exemplo claro de como os dados podem transformar resistências em acolhimento vem da prática de um conhecido fisioterapeuta em São Paulo. Ele introduziu sessões de avaliação que não focam apenas em movimentos corporais, mas também em discussões sobre momentos emocionalmente significativos na vida de seus pacientes. O resultado desse modelo foi uma recuperação mais rápida, além de uma melhoria no bem-estar geral dos assistidos. Esses não eram meros números em um gráfico; eram vidas transformadas, onde a escuta ativa e a compreensão empática passaram a ser parte do valor terapêutico.

É preciso que todos os integrantes do campo da saúde comecem a ver a integração das práticas não como uma ameaça, mas como uma oportunidade de excelência na prestação de serviços. Quando os profissionais flexibilizam suas metodologias e incorporam práticas validadas pela pesquisa, eles não só oferecem um atendimento mais completo, mas também facilitam a aceitação dessas práticas por seus colegas.

Consolidar a pesquisa científica nesse contexto se torna um processo contínuo, mas é imprescindível se quisermos mudar a cara do cuidado em saúde. Mudar paradigmas não é tarefa fácil, e a persistência se faz necessária, mas cada passo dado na direção do entendimento integrativo traz consigo um futuro mais esperançoso.

Assim, proponho que as escolas de fisioterapia e psicologia conversem, criem projetos em conjunto que permitam aos alunos vivenciar essa integração ainda na formação. Sessões conjuntas que ofereçam espaço tanto para o exercício físico quanto para o entendimento emocional são uma forte tendência a ser explorada. Futuras gerações de profissionais da saúde poderão, enfim, colocar em prática o que tanto se argumenta: a verdadeira cura envolve corpo e mente, e isso deve ser celebrado, não temido.

É assim que caminhamos para um futuro mais humano e construtivo na fisioterapia, onde o acolhimento das experiências emocionais se engrandece como a chave para reabilitar um corpo e restabelecer a paz mental, em um ciclo virtuosíssimo de cura e autoconhecimento.

A formação de novos profissionais da saúde é um dos pilares fundamentais para a integração da psicanálise na fisioterapia. Este quadro não é apenas uma inovação; trata-se de um imperativo ético e prático. Ter profissionais capacitados, que compreendam as nuances emocionais do tratamento, é essencial para atender às demandas de pacientes que não merecem ser vistos apenas como corpo físico, mas como uma totalidade complexa de experiências, sentimentos e traumas.

A discussão sobre a inclusão da psicanálise na grade curricular de cursos de Fisioterapia e Psicologia já deve ser uma realidade. É clara a necessidade de mudança nas diretrizes educacionais, propiciando formação que priorize o entendimento da saúde integral. O discurso de que a dor emocional não influencia a dor física é, há muito, um mito a ser desmantelado. Ao contrário, a dor crônica é frequentemente uma expressão de questões não resolvidas do passado, exigindo uma abordagem que una mente e corpo.

Uma sugestão prática para ajudar nessa transição é a implementação de estágios e laboratórios práticos em que os estudantes possam experimentar, na prática, a intersecção entre as duas abordagens. Uma experiência imersiva pode facilitar a absorção do conhecimento e ajudar na construção de uma mentalidade aberta e integradora, que valorize a comunicação e a relação com os pacientes.

Essas ações já encontram ecos nos relatos de instituições que ousam dar um passo adiante. Clínicas de reabilitação têm reportado experiências transformadoras ao integrar terapeutas e psicanalistas em seus quadros, proporcionando uma troca rica que enriquece a experiência do paciente. Nesse cenário, não se trata apenas de atender a sintomas; é sobre entender a narrativa que envolve a dor e a cura.

O porquê dessa integração é evidente: quando o tratamento físico é acompanhado por suporte emocional, a recuperação é muitas vezes mais notável. A habilidade de um fisioterapeuta em detectar mudanças sutis no estado emocional de um paciente pode ser a chave para um tratamento mais eficaz. E essa competência precisa ser ensinada aos futuros profissionais.

Portanto, ao falarmos sobre a formação de profissionais do futuro, devemos nos lembrar de que fomos todos criados em ambientes que moldam nossas crenças e percepções. Assim, ao estabelecer princípios de empatia e compreensão, podemos criar um ciclo virtuoso onde a saúde mental é tão valorizada quanto a saúde física.

A responsabilidade recai sobre os educadores e gestores de saúde para que estruturas robustas sejam colocadas em prática, garantido não somente a capacitação técnica, mas também um foco ardente na humanização do tratamento. Com esse legado, podemos vislumbrar um futuro em que a psicanálise não será apenas um adendo à fisioterapia, mas parte integral de uma abordagem que realmente transforma vidas.

É um caminho promissor, mas que exige coragem para derrubar as barreiras do tradicionalismo e acolher as possibilidades de um cuidado mais abrangente e humano. Afinal, a verdadeira essência do ser humano deve sempre prevalecer em meio ao tratamento da dor.

No campo da saúde, quando falamos sobre a integração da psicanálise e a fisioterapia, a ética não pode ser deixada de lado. O cerne dessa abordagem reside na humanização da saúde, que envolve um profundo respeito pelo ser humano em sua totalidade. As implicações éticas surgem ao considerarmos o impacto que a dor, seja física ou emocional, tem nas vidas dos pacientes. Cada indivíduo que atravessa a porta de uma clínica de reabilitação não traz apenas um problema físico; traz consigo uma vida repleta de histórias, emoções e experiências que moldam a percepção da dor.

A experiência da dor é única e individual. Quando um paciente relata sua dor aos profissionais de saúde, o que eles realmente estão compartilhando são fragmentos de sua vida. Cada respiração ofegante, cada gesto de desconforto evoca memórias ocultas que podem não ter relação direta com o que aparenta. Portanto, ao integrar a psicanálise à fisioterapia, não se trata apenas de uma técnica; é uma questão ética. Os profissionais estão, na verdade, se comprometendo com um atendimento que prioriza o acolhimento da história do paciente, incluindo suas emoções e ansiedades, reconhecendo que a cura não é um processo linear, mas um caminho feito de desvios e descobertas.

Nos dias de hoje, onde a medicina tradicional ainda se apresenta muitas vezes como uma estrutura rígida, há uma necessidade urgente de se desafiar esses paradigmas. É vital questionar como podemos humanizar um tratamento que, por muito tempo, foi focado apenas no que, no problema físico, sem se atentar ao porquê, à origem emocional daquele desconforto. Assim, os profissionais de saúde são chamados a adotar uma postura ética que valorize cada aspecto da experiência do paciente.

Essa ética, no entanto, não se limita ao tratamento direto, mas abrange toda a prática Clínica. O profissional deve estar ciente do impacto das suas palavras e ações e entender que cada interação é uma oportunidade de promover não apenas a recuperação física, mas a saúde emocional, o que por consequência, pode favorecer a recuperação holisticamente.

A escuta ativa, por exemplo, revela-se não apenas como uma habilidade técnica, mas uma prática ética de respeito. O simples ato de ouvir com atenção pode ser transformador. Ao deixar que o paciente se expresse livremente, reconhecemos a sua dor e, por extensão, sua essência como ser humano. Isso envolve criar um espaço seguro onde emoções podem ser compartilhadas sem medo de julgamento, onde a vulnerabilidade é acolhida e valorizada.

Além disso, a formação contínua tem um papel crucial na promoção de uma prática ética na saúde. A educação profissional deve incluir a compreensão dos signos emocionais da dor, enfatizando que tratar a dor física é, em muitos casos, tratar algo que vai muito além do físico. Investir em capacitações que abordem a saúde mental, as dinâmicas de grupo e a comunicação empática é um dos caminhos para que a ética não seja apenas um termo mencionado em conferências, mas uma realidade vivida nos consultórios.

À medida que avançamos neste novo contexto de cuidado integral, é importante que promovamos estas discussões abertamente. Profissionais devem se sentir empoderados a questionar práticas arcaicas e desafiar a forma como a saúde é entendida e praticada, sempre garantindo que a voz do paciente esteja no centro dessa transformação. O futuro que vislumbramos é um onde ser humano é mais que um objeto de estudo; é um ser digno de respeito e atenção, merecedor de integração no tratamento de suas múltiplas dimensões.

Ao concluirmos esta reflexão sobre as implicações éticas e a humanização do tratamento, é imperativo convidar os profissionais e pacientes a abraçar esta nova era na saúde. Esta jornada não é apenas sobre a busca por novas práticas ou teorias; trata-se de reimaginar a saúde como um espaço onde a dor é entendida em sua totalidade. Uma era onde a busca por um tratamento mais humano não é apenas um ideal, mas a prática comum que guia todas as interações. Somente assim, teremos a oportunidade de transformar não apenas vidas, mas também a forma como vivenciamos e tratamos a dor em suas diversas facetas.

CAPÍTULO 12

CONCLUSÃO E REFLEXÕES FINAIS

Ao chegarmos ao final desta jornada, é hora de recapitular os principais conceitos que permeiam as páginas deste livro. A dor, que muitas vezes acreditamos ser um fenômeno isolado, revela-se um emaranhado de emoções, experiências e memórias que se entrelaçam em nossa vida. A interconexão entre dor física e emocional não deve ser ignorada, mas sim compreendida como um todo que merece a devida atenção. Por meio da integração entre fisioterapia e psicanálise, encontramos um novo horizonte onde ambas as dimensões são valorizadas, proporcionando um tratamento mais humanizado e eficaz.

É fundamental reconhecer que, ao olharmos para o futuro da saúde, a abordagem holística surgiu como um pilar central na busca pela cura. Uma abordagem que não somente atende à lesão física, mas que também considera e acolhe as barreiras emocionais que muitas vezes dificultam a recuperação plena. Ao reconciliar a mente e o corpo, estamos dando os passos para uma prática de saúde que honra a totalidade do ser humano, respeitando suas vivências e sentimentos.

Neste contexto, as mensagens de esperança que levamos adiante são direcionadas não apenas aos profissionais de saúde, que têm a missão de oferecer cuidados expandidos e verdadeiros, mas também aos pacientes, que todos os dias enfrentam suas dores. Cada relato de sucesso, cada pequena vitória na caminhada para a recuperação deve ser celebrada. Histórias de pessoas que, com o suporte adequado, superaram suas limitações físicas e emocionais nos lembram que sempre é possível buscar um novo caminho, uma nova perspectiva, mesmo diante dos desafios mais intensos.

Propondo um olhar voltado para frente, devemos enfatizar a necessidade de continuarmos investindo na pesquisa e na inovação em saúde. As práticas integrativas ainda são um campo em desenvolvimento, e a criação de modelos de estudos que ampliem a nossa compreensão sobre a conexão entre o corpo e a mente se faz urgente. A educação contínua é uma ferramenta poderosa na formação de profissionais da saúde, possibilitando que estes estejam equipados com os conhecimentos necessários para oferecerem um atendimento que transcenda a técnica, adentrando no domínio do cuidado afetivo e humanizado.

Por fim, convido você, leitor, a refletir sobre sua própria jornada pessoal em relação à dor e ao autocuidado. O acolhimento de suas experiências é fundamental para que você possa avançar rumo ao bem-estar. Sugerindo práticas diárias que promovam a saúde emocional, como a meditação, a escrita terapêutica de diários e o cultivo da gratidão, instigo a cada um de vocês a tomarem ações proativas que contribuam para o próprio bem-estar e recuperação.

A verdadeira cura envolve um entendimento profundo da unidade que é o ser humano, onde mente e corpo coexistem em harmonia. Que possamos todos permanecer abertos às possibilidades que surgem quando integrarmos diferentes abordagens de cuidado, ao transformarmos experiências de dor em potenciais de aprendizado e crescimento.

Chegamos aqui, portanto, com a certeza de que a jornada continua, repleta de experiências a serem vividas e transformadas. Que a luz da esperança e a busca pela compreensão profunda sigam guiando nossos passos, nos levando a um futuro repleto de novas descobertas na fascinante interseção entre fisioterapia e psicanálise.

A integração entre fisioterapia e psicanálise não se trata apenas de uma inovação terapêutica; é uma revolução que oferece esperança renovada tanto para profissionais da saúde quanto para os pacientes que enfrentam o ciclo doloroso da dor. Em cada consulta, em cada toque, em cada palavra de compreensão, existe

SUA DOR NÃO É SÓ FÍSICA:
COMO O TRATAMENTO COM PSICANÁLISE AJUDA NO TRATAMENTO FISIOTERÁPICO

a oportunidade de transformar vidas. Esses momentos ricos em significados são o que une a prática técnica da fisioterapia ao acolhimento proletário da psicanálise.

Vamos refletir juntos sobre as histórias que emergem dessa sinergia incrível. Histórias como a de Maria, uma paciente que chegou ao consultório carregando não apenas suas limitações físicas, mas também sombras de um passado repleto de traumas e inseguranças. Ao longo das sessões, ela não apenas encontrou alívio em seu corpo, mas também começou a reescrever sua narrativa pessoal, ressignificando experiências que antes eram fontes de dor. A transformação foi tão profunda que, após algumas semanas, não era apenas a dor que ela contabilizava, mas seu crescimento emocional.

Outra história é a de Carlos, um atleta que, após uma lesão séria, se viu não apenas fisicamente incapacitado, mas emocionalmente abatido. A abordagem integrada da fisioterapia e da psicanálise possibilitou que Carlos não apenas olhasse para sua condição como um obstáculo a ser superado, mas como uma jornada de autoconhecimento. Com o auxílio da equipe, ele aprendeu que as metáforas do esporte, a competição e a superação poderiam ser reinterpretadas em seu contexto pessoal de vida, oferecendo um reinício que o motivou a se reinventar.

Esses relatos de sucesso não são apenas estatísticos; eles são representações vívidas da esperança que se coloca ao lado da prática clínica. Ao celebrarmos essas experiências, encorajamos um movimento que propõe não somente resultados, mas a construção de um futuro ético e humano no âmbito da saúde. Cada profissional deve escutar ativamente essas vivências, pois elas fornecem a base emocional necessária para criar laços de confiança e empatia com seus pacientes.

O convite que estendemos a todos os profissionais da saúde é para que subam a bordo dessa prática integrativa. É uma oportunidade de crescimento mútuo, onde a psicanálise se revela não apenas como um complemento à fisioterapia, mas como uma aliada essencial no processo de recuperação. Assim, é fundamental que cada terapeuta entenda a importância de se abrir a novas ideias, a novas formas de tratativa que, embora às vezes coloquem em questão suas crenças enraizadas, também têm o potencial de ressignificá-las.

Hoje, você, leitor, é parte desta tonalidade. Não se trata apenas do seu próprio cuidado, da sua própria reabilitação, mas sobre a construção de uma rede solidária de cuidadores que desejam compreender e elevar o bem-estar coletivo. Este é um apelo para que você também se torne um vetor de mudança, um iluminador no caminho de outros, promovendo um ambiente onde a escuta e a empatia floresçam.

E assim, concluo estas reflexões. Que tenhamos a coragem de continuar a abrir nossas mentes e corações, permitindo que sejam tomadas decisões informadas que levem em consideração a totalidade do ser humano. Que a esperança continue a ser uma estrela guia na prática da saúde, tecendo redes de apoio para aqueles que precisam.

Este chamado à união entre a praticidade da fisioterapia e a profundidade da psicanálise é um convite a construirmos juntos um campo de saúde mais rico, onde todos possam evoluir e prosperar. Cada passo dado nessa direção é um passo se tornando parte da solução e, assim, abrindo as portas para um futuro mais humano. Que a sua jornada seja iluminada por novas descobertas e que a busca por um cuidado integral e significativo continue a prosperar.

A continuidade da pesquisa e inovação na saúde é de extrema importância. À medida que navegamos pelas novas fronteiras do conhecimento, percebemos que a integração entre a psicanálise e a fisioterapia não é uma moda passageira, mas sim um pilar fundamental para a transformação das práticas de saúde. Nesta era de descobertas, precisamos cada vez mais nos aprofundar nas implicações dessa união, buscando novas formas de cursos, métodos e abordagens que possam expandir nossa compreensão sobre a dor, o sofrimento, e principalmente sobre a cura que vai além do físico.

Uma reflexão importante para todos nós, enquanto profissionais e leitores, é a necessidade de incentivarmos a continuidade do aprendizado e a documentação das práticas bem-sucedidas que já

COMO O TRATAMENTO COM PSICANÁLISE AJUDA NO TRATAMENTO FISIOTERÁPICO

existem. Existem vários projetos de pesquisa sendo desenvolvidos, que buscam não apenas entender como a psicanálise pode auxiliar no alívio da dor física, mas também como essa abordagem pode beneficiar a saúde mental e emocional dos pacientes. Essa troca de saberes entre fisioterapeutas e psicanalistas precisa ser incentivada; os relatos de experiências compartilhadas contribuindo para o enriquecimento de ambos os campos são carentes e podem formatar diretrizes mais eficazes no atendimento.

Na prática, isso poderia se traduzir em materiais didáticos e pesquisas conjuntas que vinculem as duas áreas de conhecimento. Proponho que as instituições de ensino desenvolvam programas interdisciplinares que conectem estudantes de fisioterapia e psicologia; esse é um passo crucial para formar profissionais que compreendem o ser humano de forma integral. Ao longo do livro, várias histórias de vida foram compartilhadas, mostrando que uma abordagem holística e integrada transforma não só a prática clínica, mas a própria vida dos pacientes, que passam a ver sua dor sob uma nova luz.

Caminhando juntos, podemos vislumbrar um futuro em que os modelos de atendimento não sejam apenas um sucedâneo das técnicas atuais, mas que se tornem inovadores, terapêuticos e transformadores. Ao unir conhecimento, compaixão e inovação, estaremos criando um espaço onde a saúde integral se torna não uma aspiração, mas uma realidade acessível a todos. Profissionais e pacientes podem se beneficiar imensamente desse intercâmbio, que propõe um olhar mais atento e sensível para as complexidades do cuidado com a saúde.

Devemos sempre lembrar que em cada procedimento, em cada diálogo, existe a oportunidade de plantar as sementes do conhecimento que podem florescer em um amanhã diferente, mais gentil e conectado. A pesquisa contínua na saúde é uma jornada, e cada um de nós tem um papel fundamental nessa construção. Que possamos, portanto, continuar a nutrir essa troca de saberes e experiências, e que nossos desafios se transformem em passos significativos em direção a uma prática mais humanizada e eficaz.

Encerramos, assim, este capítulo, mas esta não é uma conclusão. É, na verdade, um convite: uma convocação para que todos nós, cada um à nossa maneira, possamos continuar a explorar e a traçar novos caminhos, sempre em busca de um tratamento que abarque o ser humano em toda a sua complexidade, dignidade e potencial. Que as práticas de cuidado e reabilitação continue a evoluir, trazendo esperança, luz e amor a todos aqueles que atravessam as portas de nossas clínicas e consultórios.

Ao refletirmos sobre nossa jornada pessoal em relação à dor, instigo você, querido leitor, a abraçar não apenas sua história, mas também a importância do autocuidado e do autoconhecimento. Cada um de nós carrega em si experiências únicas, que moldam nossas respostas à dor física e emocional. Portanto, é crucial que olhemos para nós mesmos com compaixão e acolhimento. Faça um convite à introspecção: considere como a dor que você vivenciou até agora se entrelaça com suas lembranças, seus medos e suas esperanças.

Neste caminho de autodescoberta, que tal integrar práticas que promovam bem-estar e equilíbrio? A meditação, por exemplo, pode ser uma grande aliada. Dedique alguns minutos do seu dia para aquietar a mente e permitir que pensamentos e sentimentos fluam livremente. A prática da escrita também é poderosa; ao colocar no papel suas vivências e reflexões, você abre um espaço para a compreensão. Escrever um diário pode ajudá-lo a externalizar suas emoções, criando um diálogo interno que promove a cura.

Inspire-se em hábitos simples. A gratidão cotidiana - esse exercício de reconhecer e valorizar o que há de positivo nas pequenas coisas da vida - pode transformar sua perspectiva. Ao final de cada dia, anote três motivos pelos quais você é grato. Essa prática não só ilumina seu caminho, mas também fortalece seu espírito diante dos desafios.

Além disso, convido você a reimaginar o relacionamento com a sua dor. Em vez de vê-la apenas como um algoz, considere a possibilidade de enxergá-la como uma professora. O que ela tem a lhe ensinar? Quais são os limites que você teve que desafiar e quais forças internas você descobriu em si mesmo ao longo do caminho? Há um rico potencial na dor quando a olhamos através de lentes de aprendizado e resiliência.

Por fim, queira acreditar que sua jornada de cura está em constante evolução. Não defina essa trajetória em termos de uma meta a ser alcançada rapidamente. Cada passo que você dá dentro desse processo é uma conquista monumental. Portanto, celebre suas vitórias, não importa quão pequenas pareçam. Permita-se estar aberto ao aprendizado que vem de cada experiência, seja ela dolorosa ou transformadora.

O caminho da cura é um terreno fértil para o crescimento e a descoberta. Ao acolher suas emoções com compaixão e respeitar sua história, você se torna o protagonista ativo de sua jornada de recuperação. Que seus passos sejam guiados pela luz da esperança, pela força da empatia e pela sabedoria que vem do profundo entendimento de si mesmo.

Ao final deste livro, lembre-se: cada um de nós pode buscar um futuro mais brilhante, onde a dor não é apenas um adversário a ser derrotado, mas uma parte essencial da profunda tapeçaria da vida que nos torna quem somos. Que sua jornada seja repleta de descobertas enriquecedoras e transformações poderosas. A cura é um processo contínuo, e você é digno de experimentá-la em todas as suas formas.

EPÍLOGO

Ao longo desta jornada, unidos pelo fio invisível da dor e da cura, nos deparamos com a complexidade do ser humano. Cada capítulo deste livro é um convite a mergulhar nas profundezas da experiência, onde a dor não é apenas um fato físico, mas um emaranhado de emoções, memórias e histórias que moldam quem somos.

Espero que, ao ler estas páginas, você tenha encontrado não apenas informações valiosas, mas também um espaço para reflexão, acolhimento e esperança. Acreditamos que a verdadeira cura, aquela que vai além do corpo, se constrói a partir do entendimento profundo de nossas emoções e vivências.

Que você se sinta sempre motivado a buscar o diálogo entre mente e corpo, a compreender que a dor pode ser um caminho para a transformação, e que é possível, com o apoio certo, superar os desafios e encontrar um novo significado na vida.

Agradeço por ter caminhado comigo até aqui. Que a sua jornada em direção ao bem-estar seja repleta de descobertas e acredite: cada passo dado é uma vitória em si mesma.

Com gratidão e esperança,

Rodolfo Margotti Guedes